Sonja Fröse

Was Qualitätsbeauftragte
in der Pflege wissen müssen

Sonja Fröse

Was Qualitätsbeauftragte in der Pflege wissen müssen

schlütersche

Bibliografische Information Der Deutschen Nationalbibliothek

Die Deutsche Nationalbibliothek verzeichnet diese Publikation in der Deutschen Nationalbibliografie; detaillierte bibliografische Daten sind im Internet über http://dnb.ddb.de abrufbar.

ISBN 978-3-89993-207-2

Die Autorin
Sonja Fröse ist Krankenschwester und Qualitätsbeauftragte.
Sie arbeitet derzeit als stellvertretende Pflegedienstleitung und Qualitätsmanagementbeauftragte in der ambulanten Pflege in Berlin.

Mehr wissen – besser pflegen!

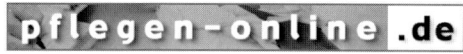

Besuchen Sie unser Pflegeportal im Internet.

© 2008 Schlütersche Verlagsgesellschaft mbH & Co. KG,
        Hans-Böckler-Allee 7, 30173 Hannover

Gestaltung: Schlütersche Verlagsgesellschaft mbH & Co. KG
Titelbild: Torsten Schon (fotolia)
Satz: PER Medien + Marketing GmbH, Braunschweig
Druck und Bindung: Druckhaus „Thomas Müntzer" GmbH, Bad Langensalza

Inhalt

Danksagung

An dieser Stelle möchte ich jenen Menschen danken, die mir bei der Umsetzung dieses umfangreichen Buchprojektes geholfen haben.

An erster Stelle möchte ich meinen Mann danken, der mich an »seinen Arbeitsplatz und sein technisches Meisterwerk, den Mac« gelassen hat, um diesen als plumpe Schreibmaschine zu diskriminieren.

Vielen Dank auch an Claudia Flöer von der Schlüterschen Verlagsgesellschaft, die mit gutem Rat da war, wenn ich sie gebraucht habe und die an meine Buchprojekte von Anfang an geglaubt hat.

Großem Dank bin ich auch meiner Pflegedienstleitung, Undine Kubs, schuldig. Sie ist ein Vorbild.

Ein ganz besonders inniges Dankeschön geht an Dr. Gisela Florstedt-Borowski für ihre Hilfe. Ich bin Ihnen was schuldig!

Last but not least danke ich meinem Bruder, der mir immer wieder versichert hat, dass die Pflege mein Metier ist, trotz seiner Angst vor Spritzen mein erstes Buch gelesen hat und mir an schlechten Tagen glaubhaft versichert, dass in anderen Branchen auch nicht jeder (Arbeits-)Tag schön ist.

Vorwort

Gesetzliche Vorgaben fordern von jeder Pflegeeinrichtung ein ständig fortschreitendes Qualitätsmanagement. Allein das ist Grund genug, ein Qualitätsmanagement einzurichten und eine Qualitätsbeauftragte zu bestellen. Einen weiteren Grund dafür liefern die Kunden: Nur wer Qualität bietet, wird auch für Patienten/Klienten interessant. Schließlich können sich Patienten, Klienten und Kunden das beste Krankenhaus, den besten Pflegedienst oder das beste Pflegeheim aussuchen.

Ob Gesetz oder Kunde, jede Qualitätsbeauftragte sieht sich vor hohen Anforderungen. Der Posten der Qualitätsbeauftragten ist anspruchsvoll und arbeitsintensiv. Manchmal ist er anfangs geradezu ein Alptraum: Das QM-Handbuch ist leer. Mitarbeiter nörgeln, wenn sie nur das Wort Qualität hören. Pflegevisiten haben noch nie stattgefunden und zu Fortbildungen will keiner. Manchmal ist die vorhandene Fachliteratur sogar älter als die Qualitätsbeauftragte selbst …

Hinzu kommt in kleinen ambulanten Diensten oder Pflegeheimen eine Mehrfachbelastung. Hier übernehmen Qualitätsbeauftragte oft auch die Aufgaben der Hygienebeauftragten, Sicherheitsbeauftragten oder Datenschutzbeauftragten. Das sind ebenso unbeliebte Posten, die »irgendwie alle zusammen gehören«.

Ist es nun Aufgabe des Qualitätsbeauftragten, alles zu kontrollieren, weitere Formulare einzuführen, Intervalle zur Evaluation zu verkürzen, das QM-Handbuch zur Bibel zu erklären, alle Fortbildungen selbst zu besuchen und ständig neue Fachbücher anzuschaffen?

Die Antwort: Im Prinzip ja – im Grunde ist genau da die Arbeit einer Qualitätsbeauftragten. Umso wichtiger ist es, dass sie einen Plan hat, anhand dessen sie vorgehen kann.

Während meiner täglichen Arbeit mit Pflegevisiten, Konzepten, internen Fortbildungen usw. fiel mir auf, dass ich als QM-Beauftragte ein Nachschlagewerk brauche, um mir Inspiration und Rat im Alltag holen zu können. Da es ein solches Werk nicht gab, habe ich es selbst geschrieben. Natürlich kann ich Ihnen hier nicht ein vollständiges Werk bieten, das jede Facette Ihrer Arbeit als Qualitätsbeauftragte abdeckt.

Ich möchte Ihnen vielmehr die wichtigsten Planungen und Schritte auf dem Weg zum Qualitätsmanagement zeigen. Die Musterformulare in diesem Buch dienen der Anschauung und Unterstützung. Sie können Sie gern umarbeiten, weiterentwickeln und auf Ihre Einrichtung zuschneiden. Nur so sieht man den Formularen auch an, dass sie leben.

Da ich selbst in einem ambulanten Pflegedienst arbeite, gilt mein erster Gedanke meist dieser Form der »Pflegeeinrichtung«, der zweite Gedanke gilt der stationären Altenpflege und erst dann widme ich mich dem Krankenhaus.

Da ich weder in Behinderteneinrichtungen, Arztpraxen oder Apotheken (die zwar nicht als Pflegeeinrichtung gelten, aber auch Qualitätsbeauftragte vorweisen können) gearbeitet habe und auch hier nicht beratend tätig bin, kann ich keine konkreten Angaben oder Hinweise geben, bin mir jedoch sicher, dass Sie sich auch für diese Einrichtungen Tipps und Hilfestellungen aus diesem Buch holen können.

Ich wünsche Ihnen viel Kraft und Ausdauer bei der Einführung, Umsetzung und Erhaltung der von Ihnen gewünschten Qualität in Ihrer Einrichtung.

Berlin, im September 2008   Sonja Fröse

1 Qualität in der ambulanten, stationären und teilstationären Kranken- und Altenpflege

1.1 Was ist überhaupt Qualität?

Bevor man über Qualität sprechen kann, muss man zunächst genau festlegen, was darunter zu verstehen ist. In Berlin sitzt seit 1917 das »Deutsche Institut für Normung e. V.«. Neben vielen anderen Aufgaben werden dort Normen und Standards erarbeitet, die international Geltung haben. Zu diesen Normen gehört auch die DIN EN ISO 9000, 9001 und 9004. Die DIN EN ISO 9000 ist die Basis eines Qualitätsmanagement-Systems. Die DIN EN ISO 9001 enthält die Anforderungen an das Qualitätsmanagement-System. Sie wird zurzeit überarbeitet und tritt als DIN EN ISO 9001:2008 wird Ende 2008/Anfang 2009 in deutscher Sprache veröffentlicht.

Auch die DIN EN ISO 9004 wird derzeit überarbeitet. Bislang war sie ein Leitfaden für die Umsetzung des Qualitätsmanagements, also sozusagen eine Handlungsanleitung für die DIN EN ISO 9001. Künftig soll die neue DIN EN ISO 9004 dann genutzt werden, wenn ein bereits bestehendes Qualitätsmanagementsystem auf der Grundlage der DIN EN ISO 9001 weiter entwickelt wird.

Zunächst aber ist der Qualitätsbegriff wichtig: So sagt die »alte« DIN EN ISO 9000: »Qualität ist das Vermögen einer Gesamtheit inhärenter (lat. Innewohnend) Merkmale eines Produkts, eines Systems oder eines Prozesses zur Erfüllung von Forderungen von Kunden und anderen interessierten Parteien.«

Etwas einfacher hat es *Avedis Donabedian* ausgedrückt. *Donabedian* war Professor für Public Health an der Universität von Michigan und Begründer der Qualitätsforschung im Gesundheitswesen. Seine Definition gleicht im Prinzip derjenigen der DIN EN ISO, lässt sich aber etwas einfacher verstehen: *»Qualität ist der Grad der Übereinstimmung zwischen Ansprüchen bzw. Erwartungen an ein Produkt und dessen Eigenschaften.«*

Auf die Pflege übersetzt bedeutet »Qualität«: *»Pflege und Betreuungsleistungen pflegebedürftiger und alter Menschen müssen in einer Qualität erbracht werden, die die Menschenwürde sicherstellt und ein höchstmögliches Maß an Lebensqualität erhält.«* (MDS 2005b)

Die Qualität einer Einrichtung oder eines ambulanten Dienstes wird dabei auf verschiedenen Qualitätsebenen angesiedelt:
- Die **Strukturqualität** beschreibt Bedingungen wie räumliche Gegebenheiten, sachliche und personelle Ausstattung, die erfüllt werden bzw. vorhanden sein müssen.
- Die **Prozessqualität** beschreibt die praktische Vorgehensweise, also den fachlich korrekten Ablauf von Pflege, Versorgung und Betreuung unter der Maßgabe der lückenlosen Planung und Dokumentation.

- Die **Ergebnisqualität** beschreibt das zu erreichende Ziel: Sind alle Maßnahmen hinsichtlich Pflege und Betreuung auch wirksam?

Wenn ein Qualitätsmanagement eingeführt wird, sollten Qualitätsziele festgelegt werden: *»Die Unternehmensziele (Qualitätsziele) werden mit den Führungskräften durch Zielvereinbarungen untermauert und in der Einrichtung realisiert. Um das Erreichen der Qualitätsziele voranzutreiben, ist es sinnvoll, diese Zielvereinbarungen mit den Führungskräften, die für die Umsetzung dieser Vorgaben unmittelbar verantwortlich sind, im gegenseitigen Einverständnis zu vereinbaren. Die vereinbarten Ziele müssen transparent gemacht werden. Die Zielereichung und der Nutzen für die Pflegeeinrichtung bzw. für den ambulanten Pflegedienst müssen in jedem Fall messbar sein.*

Im Bereich Qualitätsverbesserung wird differenziert zwischen:
- *Kontinuierlicher Verbesserung (Etappenziele, d. h. kleinere Schritte),*
- *Innovativer Verbesserung (Qualitätsgewinn durch Innovationen, d. h. Verbesserung in großen Sprüngen)«* (vgl. *Weigert* 2004)

Die Qualitätsziele werden gemeinsam mit den Mitarbeitern erarbeitet, damit jeder in der Pflegeeinrichtung zur Erreichung der Ziele beisteuern kann.

1.1.1 Was ist ein Qualitätsmanagement?

Meine persönliche Definition (nach *W. E. Deming*) von Qualitätsmanagement lautet: Qualitätsmanagement bedeutet, dass man Qualität systematisch, kontinuierlich und konsequent definiert, kontrolliert, anpasst und umsetzt.

Das bedeutet, dass ein von Ihnen eingeführtes Qualitätsmanagement, das die gesetzlichen und internen Forderungen erfüllt, nicht ein vorgegebenes Qualitätsmanagementsystem wie z.B. DIN EN ISO oder TQM sein muss. Hauptsache, Ihre Einrichtung setzt Qualitätsmaßnahmen geplant um, entwickelt diese weiter und wendet sie auch an. Außerdem sollten Sie beherzigen, dass es seit 2005 die »Qualitätsprüfungsrichtlinie« (QPR) gibt. Sie ist ein bundeseinheitlicher Maßstab für die Qualitätsprüfungen in Pflegeeinrichtungen. Sie sagt also zum einen, was Sie mindestens vorhalten müssen, und gibt gleichzeitig bei der MDK-Prüfung vor, was geprüft werden darf und was nicht.

Der Nachteil bei einem »eigenen Qualitätsmanagementsystem« ist genau dieses Fehlen einer verbindlichen Richtschnur. Insofern sollten Sie ein vorgegebenes Qualitätsmanagementsystem vorziehen, das Sie in Beziehung zum Pflegekonzept Ihrer Einrichtung setzen können.

Die acht Grundsätze des Qualitätsmanagements nach der DIN EN ISO 9000:2005-12 lauten:
1. Kundenorientierung
2. Führung
3. Einbeziehung der Mitarbeitenden
4. Prozessorientierung
5. Systemorientiertes Management

6. Ständige Verbesserung
7. Sachliche Entscheidungsfindung
8. Lieferantenbeziehungen zum gegenseitigen Nutzen

Gewissenhaft ausgeführt ist ein Qualitätsmanagement eine umfangreiche und schwierige Aufgabe, die Zeit, Geduld, Fleiß, Kreativität, teilweise Mut und letztlich auch Geld kostet.

1.1.2 Wozu braucht man ein Qualitätsmanagement?

Seit 1995 wird vom Gesetzgeber verlangt, dass Pflegeeinrichtungen ein Qualitätsmanagement einführen und umsetzen. Seit dem 1. Januar 2002 gab es den § 80a SGB XI, das sog. Pflegequalitätssicherungsgesetz (PQSG), der jedoch durch die Pflegereform 2008 aufgehoben wurde. Hierfür wurden die §§ 112 und 113 SGB XI im Rahmen des Pflege-Weiterentwicklungsgesetz überarbeitet und ergänzt.

Abgesehen von dieser gesetzlichen Pflicht zum Qualitätsmanagement sollte auch die Geschäftsführung bzw. -leitung einer Pflegeeinrichtung Interesse an einem funktionierenden Qualitätsmanagement haben. Die positiven Auswirkungen eines gut funktionierenden und gelebten Qualitätsmanagements überwiegen:

- Systematische Vorgehensweisen werden beschrieben und dadurch transparent und verständlich.
- Fehler und Probleme können (frühzeitig) erkannt und behoben werden.
- Verschwendung von Kosten und Personal lässt sich reduzieren
- Die Kundenzufriedenheit steigt durch bessere Qualität.
- Die Mitarbeiterzufriedenheit steigt wegen der einheitlichen und klar definierten Handlungsabläufe.
- Die Kreativität und das Engagement der Mitarbeiter steigen.
- Die Kommunikation bei Teamsitzungen, Qualitätszirkeln, Gruppenbesprechungen, usw. verbessert sich.
- Die Teamarbeit verbessert sich.
- Die Unternehmenskultur verbessert sich.
- Es gibt feste Ansprechpartner, weil es eine festgelegte Zuordnung, z.B. im Organigramm, Stellenbeschreibung, gibt.
- Qualitätsmaßnahmen bringen (z.B. pflegefachliche Schwerpunkte) bringen zusätzliche Einnahmen.
- Die Arbeitsplätze sind wegen des guten Rufs der Einrichtung sicherer.

Die Nachteile eines Qualitätsmanagements sehen dagegen z.B. so aus:
- Die Erstellung von Qualitätskonzepten ist zeitaufwendig.
- Es müssen Mitarbeiter geschult und fortgebildet werden.
- Die Arbeit im Qualitätsmanagement ist eine zusätzliche Arbeitsbelastung.

Die Pflegedienstleitung ist übergeordnet als »verantwortliche Pflegefachkraft« für die Umsetzung des Qualitätsmanagements verantwortlich. Sie als Qualitätsbeauftragte müssen nachweisen können, wie Sie Ihre Aufgaben wahrnehmen und umsetzen.

Es ist aber eine unumstößliche Tatsache, dass der MDK und andere, beauftragte Sachverständige, Prüfungen in Einrichtungen machen (§§ 112, 114 SGB XI). Dabei geht es um die Qualität der Pflege, der Versorgung der Ihnen anvertrauten Personen und die Pflegeergebnisse.

Im Anschluss an eine Prüfung erhält die Einrichtung einen Prüfbericht, in dem die Mängel aufgelistet werden. Werden schwere Mängel festgestellt, etwa eine »gefährliche Pflege«, und werden diese Mängel nicht beseitigt, droht schlimmstenfalls die Schließung der Einrichtung.

Qualität kostet Geld, das ist keine Frage. Sie ist aber überlebenswichtig für jede Einrichtung in der Pflege!

Außerdem: Nach dem Pflege-Weiterentwicklungsgesetz muss künftig das Ergebnis einer MDK-Prüfung an gut sichtbarer Stelle in der Einrichtung aushängen (§ 115 SGB XI).

1.2 Gesetzliche Grundlagen des Qualitätsmanagements

Grundsätzlich sollten Sie vor Beginn Ihrer Tätigkeit als Qualitätsbeauftragte (QB) wissen, welche gesetzlichen Grundlagen Ihre Tätigkeit hat bzw. welche Anforderungen Sie erfüllen müssen. Hierzu gehören selbstverständlich Paragrafen aus dem Fünften, Elften und Zwölften Sozialgesetzbuch, gegebenenfalls das Heimgesetz (bei Einrichtungen der stationären und teilstationären Pflege) und die MDK-Anleitungen zur Prüfung der Qualität für stationäre bzw. ambulante Pflegeeinrichtungen.

Die wichtigsten Paragrafen sind die §§ 112, § 113 SGB XI.
Grundlegend sollten Sie sich Gesetzestexte immer selbst und vollständig durchlesen, um sich über deren Inhalte zu informieren. Nur wenn Sie diese selbst gelesen haben, können Sie bei Bedarf darauf zurückkommen. Besprechen Sie, wenn Sie die Texte nicht auf Anhieb verstehen, die Bedeutung mit Ihrer Pflegedienstleitung bzw. Geschäftsführung. Dies ist die Basis Ihrer Arbeit.

Nachfolgend habe ich Ihnen einige Paragrafen herausgesucht, um Ihnen erste Einblicke in die Gesetzestexte zu gewähren, falls Sie diese bis jetzt nicht kannten.

§ 2 SGB XI führt die Qualität einer Einrichtung weiter aus, indem er auf die Selbstständigkeit und die Wahlmöglichkeiten von Pflegebedürftigen im Bezug auf Pflegeeinrichtungen eingeht:

»(1) Die Leistungen der Pflegeversicherung sollen den Pflegebedürftigen helfen, trotz ihres Hilfebedarfs ein möglichst selbständiges und selbstbestimmtes Leben zu führen, das der Würde des Menschen entspricht. Die Hilfen sind darauf auszurichten, die körperlichen, geistigen und seelischen Kräfte der Pflegebedürftigen wiederzugewinnen oder zu erhalten.
(2) Die Pflegebedürftigen können zwischen Einrichtungen und Diensten verschiedener Träger wählen. Ihren Wünschen zur Gestaltung der Hilfe soll, soweit sie angemessen sind, im Rahmen

der Leistungsrechte entsprochen werden. Wünsche der Pflegebedürftigen nach gleichgeschlecht-licher Pflege haben nach Möglichkeit Berücksichtigung zu finden.
(3) Auf die religiösen Bedürfnisse der Pflegebedürftigen ist Rücksicht zu nehmen. Auf ihren Wunsch hin sollen sie stationäre Leistungen in einer Einrichtung erhalten, in der sie durch Geist-liche ihres Bekenntnisses betreut werden können.
(4) Die Pflegebedürftigen sind auf die Rechte nach den Absätzen 2 und 3 hinzuweisen.«

§ 11 SGB XI nennt Rechte und Pflichten der Pflegeeinrichtungen:

»(1) Die Pflegeeinrichtungen pflegen, versorgen und betreuen die Pflegebedürftigen, die ihre Leis-tungen in Anspruch nehmen, entsprechend dem allgemein anerkannten Stand medizinisch-pflege-rischer Erkenntnisse. Inhalt und Organisation der Leistungen haben eine humane und aktivie-rende Pflege unter Achtung der Menschenwürde zu gewährleisten.
(2) Bei der Durchführung dieses Buches sind die Vielfalt der Träger von Pflegeeinrichtungen zu wahren sowie deren Selbstständigkeit, Selbstverständnis und Unabhängigkeit zu achten. Dem Auftrag kirchlicher und sonstiger Träger der freien Wohlfahrtspflege, kranke, gebrechliche und pflegebedürftige Menschen zu pflegen, zu betreuen, zu trösten und sie im Sterben zu begleiten, ist Rechnung zu tragen. Freigemeinnützige und private Träger haben Vorrang gegenüber öffentlichen Trägern.
(3) Die Bestimmungen des Heimgesetzes bleiben unberührt.«

Auch ein Pflegevertrag gehört zum Qualitätsmanagement. In § 120 SGB XI wird eindeutig gere-gelt, wie mit dem Pflegevertrag bei häuslicher Pflege umgegangen werden muss:

» (1) Bei häuslicher Pflege übernimmt der zugelassene Pflegedienst spätestens mit Beginn des ers-ten Pflegeeinsatzes auch gegenüber dem Pflegebedürftigen die Verpflichtung, diesen nach Art und Schwere seiner Pflegebedürftigkeit, entsprechend den von ihm in Anspruch genommenen Leis-tungen, zu pflegen und hauswirtschaftlich zu versorgen (Pflegevertrag). Bei jeder wesentlichen Veränderung des Zustandes des Pflegebedürftigen hat der Pflegedienst dies der zuständigen Pfle-gekasse unverzüglich mitzuteilen.
(2) Der Pflegedienst hat nach Aufforderung der zuständigen Pflegekasse unverzüglich eine Aus-fertigung des Pflegevertrages auszuhändigen. Innerhalb von zwei Wochen nach dem ersten Pfle-geeinsatz kann der Pflegebedürftige den Pflegevertrag ohne Angabe von Gründen und ohne Ein-haltung einer Frist kündigen. Wird der Pflegevertrag erst nach dem ersten Pflegeeinsatz ausgehändigt, beginnt der Lauf der Frist nach Satz 2 erst mit Aushändigung des Vertrages.
(3) In dem Pflegevertrag sind wenigstens Art, Inhalt und Umfang der Leistungen einschließlich der dafür mit den Kostenträgern nach § 89 vereinbarten Vergütungen für jede Leistung oder jeden Leistungskomplex gesondert zu beschreiben.
(4) Der Anspruch des Pflegedienstes auf Vergütung seiner pflegerischen und hauswirtschaftlichen Leistungen ist unmittelbar gegen die zuständige Pflegekasse zu richten. Soweit die von dem Pfle-gebedürftigen abgerufenen Leistungen nach Satz 1 den von der Pflegekasse mit Bescheid festge-legten und von ihr zu zahlenden leistungsrechtlichen Höchstbetrag überschreiten, darf der Pflege-dienst dem Pflegebedürftigen für die zusätzlich abgerufenen Leistungen keine höhere als die nach § 89 vereinbarte Vergütung berechnen.«

Muster: Vertragsvereinbarung über ambulante pflegerische Versorgung nach SGB XI/120 Pflegevertrag

Zwischen Pflegebedürftige[r]

Frau / Herr ....
und
dem Pflegedienst

...

wird vereinbart :

Vorbemerkung :

Ziel der ambulanten pflegerischen Versorgung ist, dem Pflegebedürftigen zu helfen, trotz seines Hilfebedarfs ein möglichst selbstständiges Leben zu führen, das der Würde des Menschen entspricht. Dazu stellt der Pflegedienst dem Pflegebedürftigen Hilfe in den Bereichen allgemeine Grundpflegeleistungen, hauswirtschaftliche Versorgung, Behandlungspflege, Rehabilitation und sonstige Leistungen zur Verfügung. Außerdem berät der Pflegedienst die Angehörigen des Pflegebedürftigen und leitet sie auf Wunsch an.

1. Leistungsumfang

Art, Häufigkeit und Umfang der vom Pflegedienst zu erbringenden Leistungen ergibt sich aus der vereinbarten Beschreibung der Leistungen, die diesem Pflegevertrag als Anlage beigefügt ist.

Änderungen des Leistungsumfangs können jederzeit vereinbart werden, wobei insbesondere der Gesundheitszustand des Pflegebedürftigen einerseits und die Dienstplangestaltung des Pflegedienstes andererseits zu berücksichtigen sind. Sie werden in der Anlage vermerkt. Dabei soll auch eine Veränderung der häuslichen Betreuungssituation des Pflegebedürftigen beachtet werden. Änderungen sind deshalb möglichst frühzeitig mit dem Pflegedienst abzusprechen.

Soweit die vereinbarten Leistungen ausschließlich auf Kosten eines Sozialleistungsträgers (Pflegekasse, Krankenkasse, Sozialhilfe) erbracht werden sollen, ergibt sich die maximale Leistungshöhe aus der Genehmigung oder Kostenzusage des Sozialleistungsträgers.

Der Pflegedienst stellt soweit als möglich Pflegehilfsmittel mietweise zur Verfügung. Hierüber ist ein gesonderter Mietvertrag abzuschließen. Im übrigen berät der Pflegedienst über Leistungsverpflichtungen der Kranken- und Pflegekassen und ist bei der Beschaffung und Antragstellung behilflich.

2. Leistungserbringung

Die Leistungen beginnen am ....

Die Leistungen werden vom Pflegedienst sorgfältig und fachgerecht erbracht. Dabei sind die Qualitätsvorschriften, die für den Pflegedienst gelten, zu beachten.

▶

Die erbrachten Leistungen werden vom Pflegedienst in geeigneter Form aufgezeichnet und vom Pflegebedürftigen gegengezeichnet. Die Pflegedokumentation ist Eigentum des Pflegedienstes. Nach Beendigung der Pflege verbleibt sie beim Pflegedienst. Der Pflegebedürftige erhält auf Wunsch eine Kopie der Dokumentation.

In Notfällen ist der Pflegedienst berechtigt, Herrn / Frau

.... zu benachrichtigen.

Die Leitung des Pflegedienstes bestimmt die Personen, die für die Erbringung der vereinbarten Leistungen eingesetzt werden. Der Pflegebedürftige kann Wünsche äußern, die möglichst zu berücksichtigen sind.

Soweit der Einsatz einer bestimmten Mitarbeitergruppe (Fachkraft oder ergänzende Kraft) vom Pflegebedürftigen gewünscht wird, ist dies gesondert in der Anlage zu vereinbaren. Soweit der Pflegedienst vereinbarte Leistungen regelmäßig nicht selbst erbringt, sondern von einem Kooperationspartner ausführen lässt, ist dies in der Beschreibung des Leistungsumfangs in Anlage 1 ausdrücklich zu vermerken. Dies ändert jedoch nichts an der alleinigen Gesamtverantwortung des Pflegedienstes für den vereinbarten Leistungsumfang.

3. Vergütungsregelung

Die Vergütung, die der Pflegedienst für seine Leistungen erhält, soll dem Pflegedienst bei wirtschaftlicher Betriebsführung ermöglichen, seine Leistungen zu erbringen. Sie ist zu vereinbaren und als Anlage diesem Pflegevertrag beizufügen.

Soweit für die Pflegeleistungen Vergütungen mit den Pflege- oder Krankenkassen vereinbart sind, gelten diese Vergütungen ausschließlich.

Änderungen der mit den Kassen vereinbarten Vergütungen sind dem Pflegebedürftigen umgehend mitzuteilen und gelten ab dem mit den Kassen vereinbarten Zeitpunkt. Im übrigen ist eine Frist von vier Wochen zum Monatsbeginn einzuhalten. Der Pflegebedürftige kann zu diesem Zeitpunkt eine Anpassung des vereinbarten Leistungsumfangs verlangen.

Leistungen, die mit der Pflegekasse oder der Krankenkasse abzurechnen sind, werden der Kasse direkt in Rechnung gestellt. Der Pflegedienst informiert den Pflegebedürftigen davon. Leistungen, die die Leistungspflicht der Kranken- oder Pflegekassen übersteigen, hat der Pflegebedürftige selbst zu bezahlen.

Falls der vereinbarte Pflegeeinsatz nicht spätestens 24 Stunden vor dem Einsatzzeitpunkt vom Pflegebedürftigen abgesagt wird oder der Pflegebedürftige beim Einsatz nicht angetroffen wird, kann der Pflegedienst die für den Einsatz vereinbarte Vergütung trotzdem verlangen. Er hat sich jedoch anrechnen zu lassen, was er durch den Wegfall des geplanten Einsatzes erspart.

Die Abrechnung der Entgelte erfolgt monatlich. Die Rechnungen sind innerhalb von drei Wochen nach Zugang beim Pflegebedürftigen zur Zahlung fällig.

4. Beendigung des Pflegevertrags

Dieser Pflegevertrag endet durch den Tod des Pflegebedürftigen, seinen Wegzug aus dem örtlichen Einzugsbereich des Pflegedienstes oder seine Aufnahme in einem Pflegeheim. Er ruht während des Aufenthalts des Pflegebedürftigen in einer stationären Einrichtung (Krankenhaus, Rehabilitationseinrichtung, Kurzzeitpflegeeinrichtung).

Der Pflegebedürftige kann außerdem den Pflegevertrag jederzeit ohne Einhaltung einer Frist kündigen.

Der Pflegedienst kann den Pflegevertrag, soweit er Leistungen der Pflege- oder Krankenversicherung umfasst, nur aus wichtigem Grund kündigen, wenn ihm wegen eines Umstandes in der Person des Pflegebedürftigen die Fortführung des Pflegeverhältnisses nicht mehr zugemutet werden kann. Dabei ist das Bedürfnis des Pflegebedürftigen nach Sicherstellung seiner pflegerischen Versorgung zu berücksichtigen.

Die Kündigungsfrist beträgt 4 Wochen. Die Pflegekasse wird benachrichtigt, sofern der Pflegebedürftige zustimmt.

5 Schweigepflicht

Die Beschäftigten des Pflegedienstes sind zur Verschwiegenheit verpflichtet. Der Pflegebedürftige erklärt sich ausdrücklich damit einverstanden, dass der Pflegedienst vor, während und nach dem Pflegeverhältnis notwendige Informationen mit dem behandelnden Arzt und dem Krankenhaus austauscht und entbindet insoweit die betroffenen Ärzte von Ihrer Schweigepflicht.

6 Datenschutz

Die Übermittlung personenbezogener Daten darf nur mit Zustimmung des Pflegebedürftigen erfolgen, soweit dem nicht gesetzliche Regelungen entgegenstehen, die sowohl den Pflegedienst als auch den Pflegebedürftigen binden.

Der Pflegebedürftige erklärt sich damit einverstanden, dass der Pflegedienst die für die Abrechnung erforderlichen Daten an den jeweiligen Kostenträger übermittelt und bei Bedarf an eine Abrechnungsstelle.

7 Schlussbestimmung

Änderungen und Ergänzungen dieses Vertrags bedürfen der Schriftform.

Soweit einzelne Bestimmungen dieses Vertrags und seiner Anlagen ungültig sind oder werden, gelten die übrigen Bestimmungen trotzdem fort. Pflegedienst und Pflegebedürftiger sind verpflichtet, bei Bedarf anstelle der ungültigen Regelung eine neue Regelung zu vereinbaren, die der bisherigen Regelung möglichst nahe kommt und die Interessen des Pflegebedürftigen möglichst umfassend wahrt.

(Anmerkung: Es ist auch möglich, am besten handschriftlich, besondere Regelungen in den Vertrag einzufügen. Diese haben dann als so genannte Individualvereinbarungen Vorrang vor dem Kleingedruckten.)

Große Bedeutung für das Qualitätsmanagement hat der § 112 SGB XI, der die Träger von Pflegeeinrichtungen in Sachen Qualität eindeutig in den Blick nimmt.

»(1) Die Träger der Pflegeeinrichtungen bleiben, unbeschadet des Sicherstellungsauftrages der Pflegekassen (§ 69) für die Qualität der Leistungen ihrer Einrichtungen einschließlich der Sicherung und Weiterentwicklung der Pflegequalität verantwortlich. Maßstäbe für die Beurteilung der

Leistungsfähigkeit einer Pflegeeinrichtung und die Qualität ihrer Leistungen sind die für sie verbindlichen Anforderungen in den Vereinbarungen nach § 113.

(2) Die zugelassenen Pflegeeinrichtungen sind verpflichtet, Maßnahmen der Qualitätssicherung sowie ein Qualitätsmanagement nach Maßgabe der Vereinbarungen nach § 113 durchzuführen, Expertenstandards nach § 113a anzuwenden sowie bei Qualitätsprüfungen nach § 114 mitzuwirken. Bei stationärer Pflege erstreckt sich die Qualitätssicherung neben den allgemeinen Pflegeleistungen auch auf die medizinische Behandlungspflege, die soziale Betreuung, die Leistungen bei Unterkunft und Verpflegung (§ 87) sowie auf die Zusatzleistungen (§ 88).

(3) Der Medizinische Dienst der Krankenversicherung berät die Pflegeeinrichtungen in Fragen der Qualitätssicherung mit dem Ziel, Qualitätsmängeln rechtzeitig vorzubeugen und die Eigenverantwortung der Pflegeeinrichtungen und ihrer Träger für die Sicherung und Weiterentwicklung der Pflegequalität zu stärken.«

Im Rahmen der Pflegereform 2008 wurde dem § 113 SGB XI mehr Bedeutung zugemessen:

»(1) Der Spitzenverband Bund der Pflegekassen, die Bundesarbeitsgemeinschaft der überörtlichen Träger der Sozialhilfe, die Bundesvereinigung der kommunalen Spitzenverbände und die Vereinigungen der Träger der Pflegeeinrichtungen auf Bundesebene vereinbaren bis zum 31. März 2009 gemeinsam und einheitlich unter Beteiligung des Medizinischen Dienstes des Spitzenverbandes Bund der Krankenkassen, des Verbandes der privaten Krankenversicherung e.V., der Verbände der Pflegeberufe auf Bundesebene, der maßgeblichen Organisationen für die Wahrnehmung der Interessen und der Selbsthilfe der pflegebedürftigen und behinderten Menschen sowie unabhängiger Sachverständiger Maßstäbe und Grundsätze für die Qualität und die Qualitätssicherung in der ambulanten und stationären Pflege sowie für die Entwicklung eines einrichtungsinternen Qualitätsmanagements, das auf eine stetige Sicherung und Weiterentwicklung der Pflegequalität ausgerichtet ist. Die Vereinbarungen sind im Bundesanzeiger zu veröffentlichen. Sie sind für alle Pflegekassen und deren Verbände sowie für die zugelassenen Pflegeeinrichtungen unmittelbar verbindlich. In den Vereinbarungen nach Satz 1 sind insbesondere auch Anforderungen zu regeln
1. *an eine praxistaugliche, den Pflegeprozess unterstützende und die Pflegequalität fördernde Pflegedokumentation, die über ein für die Pflegeeinrichtungen vertretbares und wirtschaftliches Maß nicht hinausgehen dürfen,*
2. *an Sachverständige und Prüfinstitutionen nach § 114 Abs. 4 im Hinblick auf ihre Zuverlässigkeit, Unabhängigkeit und Qualifikation sowie*
3. *an die methodische Verlässlichkeit von Zertifizierungs- und Prüfverfahren nach § 114 Abs. 4, die den jeweils geltenden Richtlinien des Spitzenverbandes Bund der Pflegekassen über die Prüfung der in Pflegeeinrichtungen erbrachten Leistungen und deren Qualität entsprechen müssen.*

(2) Die Vereinbarungen nach Absatz 1 können von jeder Partei mit einer Frist von einem Jahr ganz oder teilweise gekündigt werden. Nach Ablauf des Vereinbarungszeitraums oder der Kündigungsfrist gilt die Vereinbarung bis zum Abschluss einer neuen Vereinbarung weiter.

(3) Kommen Vereinbarungen nach Absatz 1 bis zum 31. März 2009 ganz oder teilweise nicht zustande, kann jede Vertragspartei oder das Bundesministerium für Gesundheit die Schiedsstelle nach § 113b anrufen. Die Schiedsstelle setzt mit der Mehrheit ihrer Mitglieder innerhalb von drei Monaten den Inhalt der Vereinbarungen fest.« (§ 113 SGB XI)

§ 113a Expertenstandards zur Sicherung und Weiterentwicklung der Qualität in der Pflege:

»(1) Die Vertragsparteien nach § 113 stellen die Entwicklung und Aktualisierung wissenschaftlich fundierter und fachlich abgestimmter Expertenstandards zur Sicherung und Weiterentwicklung der Qualität in der Pflege sicher. Expertenstandards tragen für ihren Themenbereich zur Konkretisierung des allgemein anerkannten Standes der medizinisch-pflegerischen Erkenntnisse bei. Der Medizinische Dienst des Spitzenverbandes Bund der Krankenkassen, der Verband der privaten Krankenversicherung e. V., die Verbände der Pflegeberufe auf Bundesebene, die maßgeblichen Organisationen für die Wahrnehmung der Interessen und der Selbsthilfe der pflegebedürftigen und behinderten Menschen auf Bundesebene sowie unabhängige Sachverständige sind zu beteiligen. Sie können vorschlagen, zu welchen Themen Expertenstandards entwickelt werden sollen. Der Auftrag zur Entwicklung oder Aktualisierung und die Einführung von Expertenstandards erfolgen jeweils durch einen Beschluss der Vertragsparteien. Kommen solche Beschlüsse nicht zustande, kann jede Vertragspartei sowie das Bundesministerium für Gesundheit im Einvernehmen mit dem Bundesministerium für Familie, Senioren, Frauen und Jugend die Schiedsstelle nach § 113b anrufen. Ein Beschluss der Schiedsstelle, dass ein Expertenstandard gemäß der Verfahrensordnung nach Absatz 2 zustande gekommen ist, ersetzt den Einführungsbeschluss der Vertragsparteien.

(2) Die Vertragsparteien stellen die methodische und pflegefachliche Qualität des Verfahrens der Entwicklung und Aktualisierung von Expertenstandards und die Transparenz des Verfahrens sicher. Die Anforderungen an die Entwicklung von Expertenstandards sind in einer Verfahrensordnung zu regeln. In der Verfahrensordnung ist das Vorgehen auf anerkannter methodischer Grundlage, insbesondere die wissenschaftliche Fundierung und Unabhängigkeit, die Schrittfolge der Entwicklung, der fachlichen Abstimmung, der Praxiserprobung und der modellhaften Umsetzung eines Expertenstandards sowie die Transparenz des Verfahrens festzulegen. Die Verfahrensordnung ist durch das Bundesministerium für Gesundheit im Benehmen mit dem Bundesministerium für Familie, Senioren, Frauen und Jugend zu genehmigen. Kommt eine Einigung über eine Verfahrensordnung bis zum 30. September 2008 nicht zustande, wird sie durch das Bundesministerium für Gesundheit im Benehmen mit dem Bundesministerium für Familie, Senioren, Frauen und Jugend festgelegt.

(3) Die Expertenstandards sind im Bundesanzeiger zu veröffentlichen. Sie sind für alle Pflegekassen und deren Verbände sowie für die zugelassenen Pflegeeinrichtungen unmittelbar verbindlich. Die Vertragsparteien unterstützen die Einführung der Expertenstandards in die Praxis.

(4) Die Kosten für die Entwicklung und Aktualisierung von Expertenstandards sind Verwaltungskosten, die vom Spitzenverband Bund der Pflegekassen getragen werden. Die privaten Versicherungsunternehmen, die die private Pflege-Pflichtversicherung durchführen, beteiligen sich mit einem Anteil von 10 vom Hundert an den Aufwendungen nach Satz 1. Der Finanzierungsanteil, der auf die privaten Versicherungsunternehmen entfällt, kann von dem Verband der privaten Krankenversicherung e. V. unmittelbar an den Spitzenverband Bund der Pflegekassen geleistet werden.« (§ 113 a, SGB XI)

§ 113b Schiedsstelle Qualitätssicherung:

»(1) Die Vertragsparteien nach § 113 richten gemeinsam bis zum 30. September 2008 eine Schiedsstelle Qualitätssicherung ein. Diese entscheidet in den ihr nach diesem Gesetz zugewiesenen Fällen. Gegen die Entscheidung der Schiedsstelle ist der Rechtsweg zu den Sozialgerichten gegeben. Ein Vorverfahren findet nicht statt; die Klage gegen die Entscheidung der Schiedsstelle hat keine aufschiebende Wirkung.

(2) Die Schiedsstelle besteht aus Vertretern des Spitzenverbandes Bund der Pflegekassen und der Vereinigungen der Träger der Pflegeeinrichtungen auf Bundesebene in gleicher Zahl sowie einem unparteiischen Vorsitzenden und zwei weiteren unparteiischen Mitgliedern. Die unparteiischen Mitglieder sowie deren Stellvertreter werden von den Vertragsparteien gemeinsam bestellt. Kommt eine Einigung nicht zustande, werden die unparteiischen Mitglieder und ihre Vertreter bis zum 31. Oktober 2008 durch den Präsidenten des Bundessozialgerichts berufen. Der Schiedsstelle gehören auch ein Vertreter der Arbeitsgemeinschaft der überörtlichen Träger der Sozialhilfe und ein Vertreter der kommunalen Spitzenverbände an; sie werden auf die Zahl der Vertreter des Spitzenverbandes Bund der Pflegekassen angerechnet. Der Schiedsstelle kann auch ein Vertreter des Verbandes der privaten Krankenversicherung e. V. angehören, dieser wird auch auf die Zahl der Vertreter des Spitzenverbandes Bund der Pflegekassen angerechnet. Ein Vertreter der Verbände der Pflegeberufe kann der Schiedsstelle unter Anrechnung auf die Zahl der Vertreter der Vereinigungen der Träger der Pflegeeinrichtungen angehören. Soweit die beteiligten Organisationen bis zum 30. September 2008 keine Mitglieder bestellen, wird die Schiedsstelle durch die drei vom Präsidenten des Bundessozialgerichts berufenen unparteiischen Mitglieder gebildet.

(3) Die Vertragsparteien nach § 113 vereinbaren in einer Geschäftsordnung das Nähere über die Zahl, die Bestellung, die Amtsdauer, die Amtsführung, die Erstattung der baren Auslagen und die Entschädigung für den Zeitaufwand der Mitglieder der Schiedsstelle sowie die Geschäftsführung, das Verfahren, die Erhebung und die Höhe der Gebühren und die Verteilung der Kosten. Kommt die Geschäftsordnung bis zum 30. September 2008 nicht zustande, wird ihr Inhalt durch das Bundesministerium für Gesundheit bestimmt. Entscheidungen der Schiedsstelle sind mit der Mehrheit ihrer Mitglieder innerhalb von drei Monaten zu treffen; im Übrigen gilt § 76 Abs. 3 entsprechend.

(4) Die Rechtsaufsicht über die Schiedsstelle führt das Bundesministerium für Gesundheit. Es kann die Rechtsaufsicht ganz oder teilweise sowie dauerhaft oder vorübergehend auf das Bundesversicherungsamt übertragen.«

§ 114 SGB XI enthält die gesetzliche Grundlage für Qualitätsprüfungen des MDK u. a.:

»(1) Zur Durchführung einer Qualitätsprüfung erteilen die Landesverbände der Pflegekassen dem Medizinischen Dienst der Krankenversicherung oder den von ihnen bestellten Sachverständigen einen Prüfauftrag. Der Prüfauftrag enthält Angaben zur Prüfart, zum Prüfgegenstand und zum Prüfumfang. Die Prüfung erfolgt als Regelprüfung, Anlassprüfung oder Wiederholungsprüfung. Die Pflegeeinrichtungen haben die ordnungsgemäße Durchführung der Prüfungen zu ermöglichen.

(2) Die Landesverbände der Pflegekassen veranlassen in zugelassenen Pflegeeinrichtungen bis zum 31. Dezember 2010 mindestens einmal und ab dem Jahre 2011 regelmäßig im Abstand von höchstens einem Jahr eine Prüfung durch den Medizinischen Dienst der Krankenversicherung oder durch von ihnen bestellte Sachverständige (Regelprüfung). Zu prüfen ist, ob die Qualitätsanforderungen nach diesem Buch und nach den auf dieser Grundlage abgeschlossenen vertraglichen Vereinbarungen erfüllt sind. Die Regelprüfung erfasst insbesondere wesentliche Aspekte des Pflegezustandes und die Wirksamkeit der Pflege- und Betreuungsmaßnahmen (Ergebnisqualität). Sie

kann auch auf den Ablauf, die Durchführung und die Evaluation der Leistungserbringung (Prozessqualität) sowie die unmittelbaren Rahmenbedingungen der Leistungserbringung (Strukturqualität) erstreckt werden. Die Regelprüfung bezieht sich auf die Qualität der allgemeinen Pflegeleistungen, der medizinischen Behandlungspflege, der sozialen Betreuung einschließlich der zusätzlichen Betreuung und Aktivierung im Sinne des § 87b, der Leistungen bei Unterkunft und Verpflegung (§ 87), der Zusatzleistungen (§ 88) und der nach § 37 des Fünften Buches erbrachten Leistungen der häuslichen Krankenpflege. Sie kann sich auch auf die Abrechnung der genannten Leistungen erstrecken. Zu prüfen ist auch, ob die Versorgung der Pflegebedürftigen den Empfehlungen der Kommission für Krankenhaushygiene und Infektionsprävention nach § 23 Abs. 2 des Infektionsschutzgesetzes entspricht.

(3) Die Landesverbände der Pflegekassen haben den Prüfumfang der Regelprüfung in angemessener Weise zu verringern, soweit ihnen auf Grund einer Prüfung der zuständigen Heimaufsichtsbehörde oder aus einem nach Landesrecht durchgeführten Prüfverfahren Erkenntnisse darüber vorliegen, dass die Qualitätsanforderungen nach diesem Buch und den auf seiner Grundlage abgeschlossenen vertraglichen Vereinbarungen erfüllt sind.

(4) Liegen den Landesverbänden der Pflegekassen Ergebnisse zur Prozess- und Strukturqualität aus einer Prüfung vor, die von der Pflegeeinrichtung oder dem Einrichtungsträger veranlasst wurde, so haben sie den Umfang der Regelprüfung in angemessener Weise zu verringern. Voraussetzung ist, dass die vorgelegten Prüfergebnisse nach einem durch die Landesverbände der Pflegekassen anerkannten Verfahren zur Messung und Bewertung der Pflegequalität durch unabhängige Sachverständige oder Prüfinstitutionen entsprechend den von den Vertragsparteien nach § 113 Abs. 1 Satz 4 Nr. 2 und 3 festgelegten Anforderungen durchgeführt wurde, die Prüfung nicht länger als ein Jahr zurückliegt und die Prüfungsergebnisse gemäß § 115 Abs. 1a veröffentlicht werden. Eine Prüfung der Ergebnisqualität durch den Medizinischen Dienst der Krankenversicherung ist stets durchzuführen.

(5) Bei Anlassprüfungen geht der Prüfauftrag in der Regel über den jeweiligen Prüfanlass hinaus; er umfasst eine vollständige Prüfung mit dem Schwerpunkt der Ergebnisqualität. Im Zusammenhang mit einer zuvor durchgeführten Regel- oder Anlassprüfung kann von den Landesverbänden der Pflegekassen auf Kosten der Pflegeeinrichtung eine Wiederholungsprüfung veranlasst werden, um zu überprüfen, ob die festgestellten Qualitätsmängel durch die nach § 115 Abs. 2 angeordneten Maßnahmen beseitigt worden sind. Auf Antrag und auf Kosten der Pflegeeinrichtung ist eine Wiederholungsprüfung von den Landesverbänden der Pflegekassen zu veranlassen, wenn wesentliche Aspekte der Pflegequalität betroffen sind und ohne zeitnahe Nachprüfung der Pflegeeinrichtung unzumutbare Nachteile drohen.«

Die »Grundlagen der MDK-Qualitätsprüfungen« besagen: »*Mit dem vom MDK gewählten beratungsorientierten Ansatz soll eine Stärkung und Unterstützung des internen Qualitätsmanagements erreicht werden.*« (MDS 2005)

Einige Bundesländer verfügen darüber hinaus über sog. Landes-Rahmenverträge, die ebenfalls Qualitätsrichtlinien enthalten. Daneben strukturieren weitere Gesetze und Verordnungen die Arbeit eines QMB, z. B.:

- Arbeitszeitgesetz
- Allgemeines Gleichbehandlungsgesetz (AGG)
- Evtl. Röntgenverordnung
- Evtl. Jugendarbeitsschutzgesetz
- Mutterschutzgesetz
- Kündigungsschutzgesetz

- Bundesdatenschutzgesetz
- Betäubungsmittelgesetz
- Gesetze (RKI für Heime, Infektionsschutzgesetz), Mitteilungen und Empfehlungen vom Robert Koch Institut. Nationale Guidelines
- Medizinproduktegesetz (MPG)
- Medizingeräteverordnung (MGV)
- Unfallverhütungsvorschriften
- Arbeitsschutzvorschriften
- Straßenverkehrsordnung

Im Dezember 2007 veröffentlichte das Bundesministerium für Gesundheit eine »Charta der Rechte hilfe- und pflegebedürftiger Menschen«, in der allgemein gültige Rechte zusammengefasst und erklärt, sowie neue Informationen und Anregungen an Pflegende und Betreuende weitergegeben werden.

»Die Charta geht zurück auf die Arbeiten des im Herbst 2003 initiierten »Runden Tisches Pflege«. Dieser wurde vom Bundesministerium für Familie, Senioren, Frauen und Jugend und dem damaligen Bundesministerium für Gesundheit und Soziale Sicherung ins Leben gerufen, um die Lebenssituation hilfe- und pflegebedürftiger Menschen in Deutschland zu verbessern. Rund 200 Expertinnen und Experten aus allen Verantwortungsbereichen der Altenpflege (u. a. Länder, Kommunen, Einrichtungsträger, Wohlfahrtsverbände, private Trägerverbände, Heimaufsicht, Pflegekassen, Interessenvertretungen der älteren Menschen, Wissenschaftler, Stiftungen) beteiligten sich. In Arbeitsgruppen wurden bis Herbst 2005 Handlungsempfehlungen zur Verbesserung der häuslichen und stationären Pflege und zum Bürokratieabbau erarbeitet und als zentrale Maßnahme eine »Charta der Rechte hilfe- und pflegebedürftiger Menschen« formuliert. In der Charta wird konkret beschrieben, welche Rechte Menschen in Deutschland haben, die der Hilfe und Pflege bedürfen.« (aus dem Vorwort der »Charta der Rechte hilfe-und pflegebedürftiger Menschen«)

Die »*Charta der Rechte hilfe- und pflegebedürftiger Menschen*« sollte in Ihrer Pflegeeinrichtung den Mitarbeitern und ggf. Angehörigen bekannt sein. Sie kann auch als Basis des Pflegeleitbildes dienen.

Tabelle 1: Übersicht über die qualitätsrelevanten Gesetze

Gesetz	Inhalt
§ 135a SGB V	Verpflichtung zur Qualitätssicherung für Vertragsärzte, medizinische Versorgungszentren, zugelassene Krankenhäuser, Erbringer von Vorsorgeleistungen oder Rehabilitationsmaßnahmen und Einrichtungen, mit denen ein Versorgungsvertrag nach § 111a besteht.
§ 2 SGB XI	Würde des Pflegebedürftigen Selbstbestimmtes Leben
§ 11 SGB XI	Rechte und Pflichten der Pflegeeinrichtungen
§ 71 SGB XI	Definitionen von stationären und ambulanten Pflegeeinrichtungen. Voraussetzungen für verantwortliche Pflegefachkraft.

§ 112 SGB XI	Die Pflegeeinrichtungen sind für die Qualität der Leistungen einschließlich Sicherung und Weiterentwicklung der Qualität verantwortlich.
§ 113 SGB XI	Maßstäbe und Grundsätze zur Sicherung und Weiterentwicklung der Pflegequalität
§ 113 a	Expertenstandards zur Sicherung und Weiterentwicklung der Qualität in der Pflege
§ 113 b	Schiedsstelle Qualitätssicherung
§ 114 SGB XI	Örtliche Prüfung durch MDK im ambulanten und stationären Bereich
§ 115 SGB XI	Weiterleitung der Ergebnisse von örtlichen Prüfungen
§120 SGB XI	Kunden- und Verbraucherschutz

Es gibt aushangpflichtige Gesetze, eine Bekanntmachungspflicht für Gesetze und Verordnungen sowie die Pflicht des Arbeitgebers, Gesetze zugänglich zu machen.

Zu den aushangpflichtigen Gesetzen gehören im Wesentlichen:
- Arbeitszeitgesetz
- Mutterschutzgesetz (aushangpflichtig, wenn mehr als drei Frauen beschäftigt werden)
- Allgemeines Gleichbehandlungsgesetz
- Jugendarbeitsschutzgesetz (aushangpflichtig, ab einem jugendlichen Beschäftigten)

Diese müssen den Mitarbeitern deutlich und leicht zugänglich gemacht werden. Ein Platz am »Schwarzen Brett« ist sinnvoll. Die aushangpflichtigen Gesetze müssen regelmäßig aktualisiert werden.

1.3   Vorgaben nach dem Heimgesetz

Für stationäre Pflegeeinrichtungen gilt neben den bereits genannten gesetzlichen Vorschriften zum Qualitätsmanagement das Heimgesetz, das die Qualität der Pflege und Betreuung gewährleisten will. Es regelt Inhalte von Heimverträgen, Mindestanforderungen an das Personal, bauliche Gegebenheiten usw. und fordert (§ 11 Abs. 2, HeimG) ganz eindeutig: *»Ein Heim darf nur betrieben werden, wenn der Träger … ein Qualitätsmanagement betreibt«*

Die Heimaufsicht, je nach Bundesland an verschiedene örtliche Behörden (z. B. Landkreis, Gesundheitsamt, Ordnungsamt) angegliedert, überprüft die Umsetzung des Heimgesetzes.

Zu den wesentlichen Kernpunkten des Heimgesetzes gehört unter anderem auch, dass der Heimbeirat in die Qualitätssicherung einzubinden ist. Ebenfalls unverzichtbar ist laut Heimgesetz ein Heimvertrag. Jede Pflegeeinrichtung, die dem Heimgesetz unterliegt, muss mit jedem Bewohner einen Heimvertrag schließen, der die Rechte und Pflichten beider Parteien regelt.

1.4 Vorgaben der Krankenkassen

Gemäß § 75 SGB XI schließen die Landesverbände der Pflegekassen »*unter Beteiligung des Medizinischen Dienstes der Krankenversicherung sowie des Verbandes der privaten Krankenversicherung e. V. im Land mit den Vereinigungen der Träger der ambulanten oder stationären Pflegeeinrichtungen im Land gemeinsam und einheitlich Rahmenverträge mit dem Ziel, eine wirksame und wirtschaftliche pflegerische Versorgung der Versicherten sicherzustellen.*« In diesen, mit Ihrer Pflegeeinrichtung abgeschlossenen Verträgen finden Sie ebenfalls Hinweise auf Maßnahmen zur Qualitätssicherung oder Aussagen über das Vorhandensein eines Qualitätsmanagements. Dies können z. B. sehr detaillierte Vorgaben wie jährliche Schulungen, Anzahl von Fach- und Hilfspflegekräften, die Erreichbarkeit der Einrichtung durch Kommunikationsmittel wie Telefon, Fax und Sprechzeiten, das Vorhandensein eines Fortbildungsplans oder Fortbildungen zum Thema Hygiene oder Erste-Hilfe sein.

Das bedeutet für Sie, dass Sie die Verträge der Pflegekassen mit Ihrer Einrichtung kennen müssen, um auch diese Anforderungen umsetzen zu können.

1.5 Vorgaben des MDK

Im November 2005 trat die Qualitätsprüfungsrichtlinie des MDK für die ambulanten Pflegedienste und die stationären und teilstationären Pflegeeinrichtungen in Kraft. Schon im Vorwort wird deutlich, dass die Qualität einer Einrichtung oder eines ambulanten Dienstes nie vollendet sein wird. »*Qualitätsentwicklung ist ein dynamischer Prozess. Dies gilt auch für die Prüfgrundlagen des Medizinischen Dienstes der Krankenversicherung (MDK). Die Erfahrungen des MDK aus weit über 20.000 Qualitätsprüfungen in ambulanten und stationären Pflegeeinrichtungen zeigen, dass eine kontinuierliche Verbesserung der Qualität durch interne und externe Qualitätssicherung weiter notwendig und auch möglich ist*« (MDS 2005)

Und weiter: »*Basis der Prüfungen sind*
- *die Qualitätsmaßstäbe nach § 80 SGB XI, [heute §§ 112, 113, Amm. d. Verf.]*
- *die qualitätsrelevanten Inhalte der Verträge der Pflege- und der Krankenkassen mit der jeweiligen Einrichtung,*
- *die Richtlinien zur Verordnung häuslicher Krankenpflege nach § 92 Abs. 1 Satz 2 Nr. 6 und Abs. 7 Nr. 1 SGB V sowie die für den einzelnen Prüfbereich allgemein anerkannten medizinisch-pflegerischen Standards. Hinsichtlich der Hygieneanforderungen ist die Verhinderung nosokomialer Infektionen zu überprüfen, bei ambulanten Pflegediensten zusätzlich, ob die Empfehlungen für den Bereich der Infektionsprävention der beim Robert-Koch-Institut eingerichteten Kommission eingehalten werden.*«

Diese Qualitätsprüfungsrichtlinie des MDK ist kein geheimes Dokument. Erstens lässt er sich bequem aus dem Internet herunterladen (www.mds-ev.de) und zweitens sollte er nicht nur zum Einsatz kommen, wenn der MDK vor der Tür steht. Der Prüfkatalog ist vielmehr eine gute Arbeitsgrundlage, anhand derer sich die Qualität einer Einrichtung prüfen lässt. Und zwar von der Einrichtung selbst, also von Ihnen, der QB und einem Team.

Mein Vorschlag: Setzen Sie sich mindestens einmal jährlich mit der Pflegedienstleitung und ggf. der Geschäftsführung zusammen und beantworten Sie die Fragen des Qualitätsprüfungsrichtlinie. Wenn Sie einen Punkt nicht oder nur schlecht erfüllen, haben Sie akuten Handlungsbedarf.

Beginnen Sie bei dieser Sitzung mit den Dingen, die sich schnell ändern oder einführen lassen (vgl. Tabelle 2), damit Sie und Ihr Team sofort Erfolge sehen. Verteilen Sie die Aufgaben und kontrollieren Sie deren Umsetzung. Terminieren Sie schriftlich, welche Aufgabe bis wann erledigt sein soll und wer die Aufgabe bearbeitet.

Tabelle 2: Beispiele von MDK-Anforderungen.

Ambulant	Stationär
Besprechungsräumlichkeiten in ausreichender Größe	Stufenloser Eingang und Wohnbereich (Niveauunterschiede sind mit Rampen ausgeglichen)
24 Stunden persönliche Erreichbarkeit einer Pflegefachkraft	In der Pflegeeinrichtung wird ein Speisenplan veröffentlicht
Klientenschlüssel sind nicht für Außenstehende zuordenbar	Vorhandene Handläufe
Übersicht aller versorgten Klienten mit Wachkoma, Beatmungspflicht, Dekubitus, PEG-Sonde, Kontraktur, Diabetes mellitus, MRSA, vollständiger Immobilität, Fixierung, Blasendauerkatheter, Tracheostoma	

1.6 Der eigene Qualitätsanspruch

Auch Sie, Ihre Pflegeeinrichtung, die Pflegedienstleitung und Geschäftsführung haben Vorstellungen von jener Qualität, die Sie Ihren Klienten zukommen lassen wollen.

Mit der Qualität Ihrer Leistungen können Sie sich von anderen Anbietern unterscheiden. Daher sollten Sie in Ihrer Einrichtung transparent machen, was Ihre Vorstellung von Qualität ist und was Sie tun, um diese zu erreichen.

Qualität sollte in allen Bereichen, die mit der Leistungserbringung zu tun haben, definiert, kontrolliert und durchgeführt werden. Das bedeutet, dass Sie in der stationären Pflege z.B. auch die Leistungen von Fremdfirmen bewerten und ggf. Konsequenzen ziehen, indem Sie den Dienstleister wechseln, wenn die Qualität nicht stimmt.

Definieren Sie gemeinsam mit der Pflegedienstleitung und ggf. den Mitgliedern des Qualitätszirkels wie Ihre Qualität aussehen soll. Die folgenden Fragen können bei dieser persönlichen
Qualitätsdefinition weiterhelfen:

- Wie viele Fortbildungsstunden soll jeder Mitarbeiter jährlich bekommen?
- Wie hoch soll die Fachpersonalquote sein?
- Wie viel Zeit wird dem Mitarbeiter z. B. für eine Pflegeplanung eingeräumt oder bezahlt?
- Was tun Sie, um Ihre Mitarbeiter zu fördern und zu motivieren?
- Welche Fortbildungsthemen sind Ihnen wichtig?
- Was unterscheidet Sie von der Konkurrenz?
- Bieten Sie zusätzliche Leistungen an? Wenn ja, welche?
- Was tun Sie servicemäßig für Ihre Klienten?
- Wo liegen Ihre Schwerpunkte?
- Holen Sie sich bei Bedarf externe Berater?
- Wie gestalten Sie die interne Kommunikation?
- Mit welchem Umweltbewusstsein arbeiten Sie?
- Wie sichern Sie, dass Informationen weitergegeben werden?
- Wie häufig möchten Sie Pflegevisiten durchführen?
- Welche Priorität haben Kunden- und Mitarbeiterzufriedenheit?
- Wie können Sie Ihre Ziele erreichen und was tun Sie dafür?
- Wo unterscheidet sich Ihr Anspruch von denen der Kranken- und Pflegekassen?

Formulieren Sie strategische Unternehmensziele nach dem SMART-Prinzip. Das SMART-Prinzip
wird zur genauen Formulierung von Zielen angewendet und ist die Abkürzung für:

- **S**pezifisch
- **M**essbar
- **A**nspruchsvoll
- **R**ealistisch
- **T**erminiert

Ein Beispiel für eine Zielformulierung nach dem SMART-Prinzip:
*»Ersatz von drei Firmenautos, die mindestens vier Jahre alt sind oder 100 000 km gefahren sind,
bis 1. Juli 2009 durch Neuwagen des Typs xy.«*

Die Ziele werden den Mitarbeitern vorgestellt, ausgehängt und auf ihre Erfüllung kann sich
jeder Mitarbeiter verlassen.

2 Anforderungen an eine Qualitätsbeauftragte

2.1 Qualitätsbeauftragte (QB), Qualitätsmanager (QM) oder Qualitätsmanagementbeauftragte (QMB)?

Die Bezeichnungen Qualitätsbeauftragte (QB), Qualitätsmanager (QM) oder Qualitätsmanagementbeauftragte (QMB) sind nicht gesetzlich geschützt und definiert. Geschützt ist dagegen der Titel des Auditors (siehe Kapitel 2.4). Es gibt allerdings im allgemeinen Verständnis Unterschiede zwischen QB, QMB und QM:

> Die Bezeichnungen Qualitätsbeauftragte (QB) oder Qualitätsmanagement-Beauftragte (QMB) meinen im Grunde dasselbe: QB oder QMB stammen aus dem Leitungsteam der Einrichtung oder des Dienstes. Sie verfügen über eine schriftliche Beauftragung der Leitung/Geschäftsführung der Einrichtung und über eine berufsbegleitende Weiterbildung von mindestens zehn Tagen Dauer. (vgl. *Weigert* 2004).
>
> Die genaue Definition ergibt sich jedoch erst in Zusammenhang mit dem zugrunde liegenden Qualitätsmanagementsystem.

Ein Qualitätsmanager muss zum einen über das Grundlagenwissen eines Qualitätsbeauftragten verfügen, die entsprechenden Normen kennen, und zum anderen anerkannte Qualitätsmanagementmodelle kennen. Er sollte Strategien zur Qualitätsverbesserung einsetzen können (z.B. einen Qualitätszirkel). Außerdem muss er Methoden und Vorgehensweisen kennen und anwenden, mit denen sich Qualitätsmanagementsysteme bewerten lassen (vgl. www.qualitaetentwickeln.de)

2.2 Auf dem Weg zur Qualitätsbeauftragten

Da ein systematisches Qualitätsmanagement in allen Gesundheits- und Pflegeeinrichtungen gefordert wird, sind es verschiedene Berufsgruppen, die jeweils die Aufgaben der Qualitätsbeauftragten wahrnehmen können. So können Altenpfleger/innen, Gesundheits- und Krankenpfleger/innen, Physiotherapeut/innen, Heilerziehungspfleger/innen, Sozialarbeiter/innen, Kinderkrankenschwestern und -pfleger, Hebammen und Geburtshelfer, Arzthelfer/innen oder Ärzte Qualitätsbeauftragte in ihrer Pflege- bzw. Gesundheitseinrichtung werden.

> »Qualitätsbeauftragte/r« ist kein geschützter Begriff, der eine besondere Aus- oder Weiterbildung fordert (obwohl es diese Weiterbildungen durchaus gibt). Häufig erfolgt eine Benennung einer Mitarbeiterin, die durch gute Arbeit und viel Engagement positiv aufgefallen ist, zur Qualitätsbeauftragten. Selten wird diese Stelle extern ausgeschrieben. So kommt es auch in vielen Fällen vor, dass außer dem Willen zur qualitativen Arbeit wenig theoretisches Wissen zum Qualitätsmanagement vorhanden ist.

In kleinen und mittleren Pflege- und Gesundheitseinrichtungen wird die Stelle der Qualitätsbeauftragten häufig von der stellvertretenden Pflegedienstleitung übernommen. Kritiker sehen hier jedoch eine Schwierigkeit, wenn die stellvertretende Pflegedienstleitung auch den Posten der Qualitätsbeauftragten innehat. Es gäbe Aufgaben, die sich nicht mit einander in Einklang bringen lassen könnten, z.B. die zusätzlichen Kosten für das Qualitätsmanagement und der Zwang zu Kosteneinsparungen. Diese Meinung kann ich nicht teilen und ich habe beide Positionen inne.

Durch Optimierung der Arbeitsabläufe, Leistungsverbesserung und höhere Mitarbeiter- und Kundenzufriedenheit kann die Pflegeeinrichtung langfristig sogar Geld sparen, was also den Unkostenfaktor ausgleicht oder sogar übertrifft.

2.3 Position der Qualitätsbeauftragten in der Einrichtung

Die Position der Qualitätsbeauftragten in der Einrichtung muss eine Stabsstelle sein. Da die Qualität nicht bei den Mitarbeitern aufhört, sondern bis in die Chefetage durchgängig umgesetzt werden muss, ist dies unbedingt notwendig, sonst ist die Umsetzung der Aufgaben einer Qualitätsbeauftragten nicht möglich.

Dies muss immer wieder deutlich gesagt und gemacht werden, da sonst sowohl auf Seiten der Qualitätsbeauftragten als auch auf Seiten der Geschäftsführung Missverständnisse und Unklarheiten aufkommen werden.

»Eine Stabsstelle ist ein Beratungsgremium für Führungskräfte… Sie soll durch das Expertenwissen ihrer Mitarbeiter der Führungskraft oder dem Führungsgremium innerhalb der Organisation Entscheidungsgrundlagen liefern und die Kontrolle der Abläufe im Regelbetrieb erleichtern. Merkmal einer Stabsstelle ist ihre Unabhängigkeit von der Organisationshierarchie, der fehlende Fremdentscheidungs- und Weisungskompetenzen gegenüberstehen.« (www.wikipedia.de, Zugriff am 05.07.2008)

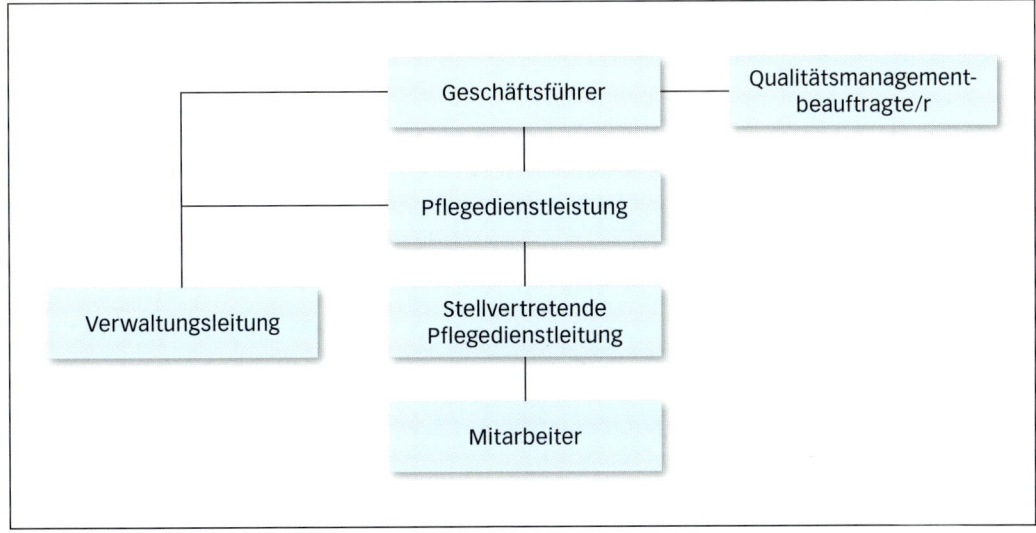

Abb. 1: Organigramm.

Anhand des Organigramms der Pflegeeinrichtung können Sie sehen, wo Ihre Stellung innerhalb der Einrichtung angesiedelt ist. Die Stelle der Qualitätsbeauftragten muss in der Leitungsebene angesiedelt sein.

2.4 Grundvoraussetzung: Berufserfahrung

Bei allen gängigen Weiterbildungen in der Pflege wird eine Berufserfahrung von mindestens
zwei Jahren vorausgesetzt, so auch bei der Weiterbildung zur Qualitätsbeauftragten. Sowohl
Altenpfleger/innen als auch Gesundheits- und Krankenpfleger/innen sollten während der QM-
Ausbildung Praktika in den verschiedensten Bereichen des Gesundheitswesens absolvieren.

Dies ist jedoch keine Pflicht und wird zurzeit auch nicht von den Anbietern der Weiterbildung
gefordert. Ein erneutes Praktikum nach der regulären Ausbildung kann jedoch dazu führen,
tiefere Einsichten zu gewinnen sowie früher gesammelte Erfahrungen zu stärken oder zu revi-
dieren und neue Eindrücke und Sichtweisen zu erleben. Der Einsatz in Tagespflegeeinrich-
tungen, Arztpraxen, in der Kurzzeitpflege und in der ambulanten Pflege steigert das Verständnis für andere Berufsgruppen und verbessert so die spätere Zusammenarbeit erheblich.

Auch bei den Themen Pflegeberatung und Entlassungsmanagement (zwei große Themen der
Pflegereform 2008) ist es meiner Meinung nach von Vorteil, wenn eine Qualitätsbeauftragte in
verschiedene Pflegeeinrichtungen »hineingeschnuppert« hat. So können Sie den Klienten und
Mitarbeitern Vorteile oder Nutzen unterschiedlicher Pflegeeinrichtungen und deren ergänzende
Leistungen für die Betroffenen besser erklären.

Ein weiterer Vorteil von Praktika sind die Kontakte, die Sie dort mit Kollegen knüpfen können.
Diese sollten Sie bei einem Tag der offenen Tür oder durch Telefon- und E-Mailkontakte regelmäßig pflegen (siehe hierzu auch »Externes Qualitätsmanagement«).

2.5 Weiterbildung und Karriere

Wie bereits gesagt, ist die Bezeichnung der Qualitätsbeauftragten oder Qualitätsmanagement-
beauftragten in der Pflege nicht gesetzlich geschützt. Das heißt: Jeder kann sich so nennen
bzw. und in seiner Pflegeeinrichtung so genannt werden. Allerdings ist jede Einrichtung gut
beraten, wenn sie ihre Qualitätsbeauftragte zur Weiterbildung schickt.

Es gibt die unterschiedlichsten, zum Teil sogar akkreditierten, Fort- und Weiterbildungen zur
Qualitätsbeauftragten. Manche dauern gerade mal einen Tag (entspricht meist acht Stunden),
andere Weiterbildungen haben einen Umfang von bis zu 200 Stunden. Die meisten Fortbildungen finden ohne eine Abschlussprüfung statt. Empfehlenswert ist sicherlich eine Weiterbildungsmaßnahme von mindestens zehn Tagen (oder ca. 80 Stunden).

Hier die Inhalte aus der aktuellen Fortbildung zum »Qualitätsbeauftragten in der Pflege« der
Marburger Akademie für Pflege und Sozialberufe:
»Seminar-Inhalt: Grundmodul
Grundlagen des Qualitätsmanagements – berufsfeldbezogener Lernbereich

- *Einführung Qualitätsmanagement*
- *Werkzeuge des Qualitätsmanagements*
- *Der Qualitätsbeauftragte*
- *Strukturen interner und externer Qualitätssicherung*
- *Die ISO 9000:2000 als Basis des QM*
- *Prozessmanagement*
- *ISO-Plus und Diakonie Siegel Pflege*

Aufbaumodul:
Qualitätsentwicklung
- *Die ISO 9000: 2000 (Vertiefung)*
- *Einführung eines QM-Systems*
- *Werkzeuge des Qualitätsmanagements*
- *Das interne Audit*

Zulassungsvoraussetzung: Abgeschlossene Berufsausbildung in der Pflege, in einem kaufmännischen oder sozialen Beruf oder ein entsprechendes Studium und 1 Jahr Berufspraxis«
(vgl. http://www.maps-marburg.de/fachweiterbildung/qualitaetsbeauftragter-qb
Zugriff am 11.03.2008)

> »Die Hauptaufgaben eines Qualitätsmanagement-Beauftragten liegen in der Mitwirkung an:
> a) der Qualitätsprüfung
> b) Qualitätsplanung und
> c) Qualitätslenkung« (vgl. *Weigert* 2004, S. 41)

Die Qualitätsprüfung sollte zeigen können, ob die Einrichtung die Anforderungen an die Qualität einhält. Die Qualitätsplanung basiert anschließend auf dem gewonnenen Wissen aus diesen Qualitätsprüfungen. Zur Qualitätslenkung gehören vor allem Vorbeugung und Kontrolle aller mit der Qualität zusammenhängenden Prozesse.

Die Weiterbildung zur Auditorin (geschützte Bezeichnung) unterteilt sich in mehrere Bereiche, die aufeinander aufbauen. In der Weiterbildung zum Systemauditor sind die Titel bzw. Bezeichnungen mit dem Besuch und Bestehen der einzelnen Unterrichtsmodule verknüpft. Hier sind auch bestimmte Voraussetzungen (vgl. DIN EN ISO 2011 zu erfüllen, z.B. praktische QM-Erfahrung, Erfahrung in der Durchführung von Audits, Darstellung von Schlüsselprozessen, usw.:

»QM-Beauftragte:
Sie verfügen über praktische QM- Erfahrungen und haben das Wissen um QM-Systeme individuell zu gestalten und ständig weiter zu verbessern. Sie kennen sich in der ISO-9000-Familie aus. Sie haben Kenntnisse über die Methoden des modernen Qualitätsmanagements, die Grundsätze der Qualitätsverbesserungen und die Grundlagen des umfassenderen Qualitätsmanagements.

QM-Managerin:
Sie haben das Grundwissen des Beauftragten und kennen die entsprechenden Normen. Sie kennen auch andere QM-Modelle. Sie können Strategien zur Qualitätsverbesserung gezielt umsetzen. Sie sind in der Lage, Methoden und Vorgehensweisen zur Bewertung von QM-Systemen anzuwenden.

Interne/r Auditor/in:
Ausbildungsinhalte wie QM-Beauftragte, zzgl drei Tage für den Interne/n Auditor/in: Ziel der Weiterbildung zur Internen Auditorin/zum Internen Auditor ist, den Qualitätsbeauftragten das Wissen und die Werkzeuge an die Hand zu geben, in ihrem Arbeitsbereich Audits zu planen, durchzuführen, zu dokumentieren und auf dieser Basis Verbesserungen einzuleiten und die Leitungsmitarbeiter/innen zu unterstützen. Es handelt sich um eine entscheidende zusätzliche Qualifikation für Qualitätsbeauftragte.

Systemauditor/in:
Die Auditoren begutachten neben internen auch externe QM-Systeme d. h. von anderen Organisationen. Dazu ist es notwendig, über die Kenntnisse der TQM-Beauftragten und der TQM-Manager zu verfügen«. (www.via-fortbildung.de, Zugriff am 25.04.2008)

> Als Systemauditorin können Sie sich selbstständig machen bzw. nebenberuflich in externen Pflege- und Gesundheitseinrichtungen Audits durchführen. Sie können als externe Beraterin beim Aufbau und der Gestaltung des QM-Systems einer anderen Pflegeeinrichtung mitwirken, Schulungen und Fortbildungen anbieten, sich in Fachgremien engagieren und/oder Fachliteratur schreiben.

2.6 Kompetenzen

»Machen Sie es sich zur Aufgabe, höheren Ansprüchen zu genügen, als andere an Sie stellen.« (Henry Ward Beecher)

In Kapitel 2.3 wurde von der Position der Qualitätsbeauftragten gesprochen. Hier geht es nun nicht, wie Sie vielleicht denken könnten, um all die »Macht«, die Sie nun haben, sondern um die Anforderungen, die an Sie gestellt werden. Allgemein wird Kompetenz in soziale, fachliche und persönliche Kompetenz, sowie in Methodenkompetenzen unterschieden. Auch wenn die Position des Qualitätsbeauftragten nicht in der Führungsebene angesiedelt bzw. eine Stabsstelle ist, sollten Sie einige Führungskompetenzen besitzen. Dazu gehört vor allem die Fähigkeit der Mitarbeiteranleitung, da dies eine der Hauptaufgaben ihres Arbeitsfeldes ist.

Dass nicht alle Fähigkeiten gleich ausgeprägt sein werden, ist nur menschlich. An einigen Kompetenzen können und müssen Sie vielleicht arbeiten, andere Kompetenzen haben Sie vielleicht (erst) zu dem Entschluss gebracht, Qualitätsbeauftragte zu werden. Neben der Berufsausbildung in einem Gesundheitsberuf und Berufserfahrung sowie aktuellen Kenntnissen in der Pflege sollten Sie über folgende Fähigkeiten und Kenntnisse verfügen:

- Moderationstechniken
  Sicherer Umgang mit Flipchart, White Board, Overhead-Projektor, Pinnwand etc. bei der Präsentation von Auswertungen, Statistiken und Erläuterungen von Neuerungen. Sie wissen, wann welches Medium einzusetzen ist und können individuell die Präsentation auf die Zuschauer und -hörer anpassen.

- Rhetorische Fähigkeiten
Flüssiges Sprechen, verständlicher Ausdruck, deutliche Aussprache und die richtigen Worte sind für den Alltag unerlässlich. Auch komplexere Zusammenhänge sollten Sie verständlich erklären können. Das freie Sprechen ist für Sie keine Qual.
- Diplomatische Fähigkeiten
Stoßen Sie Ihre Kollegen und Mitarbeiter nicht durch zu viel Offenheit vor den Kopf. Auch wenn Sie wütend oder enttäuscht sind – können Sie dies äußern, ohne zu schreien oder unsachlich zu werden? Bewahren Sie Ruhe und bleiben Sie souverän. Im Interesse eigener bzw. stelleninterner Belange sollten Sie auch ein Gespür für den richtigen Moment entwickeln.
- Gepflegtes Erscheinungsbild
Selbstverständlich ist ein gepflegtes Erscheinungsbild, da Sie Ihre Pflegeeinrichtung vertreten und nach außen repräsentieren. Ob Piercings oder grelle Haarfarben »gepflegt« erscheinen, muss im Zweifelsfall Ihre Pflegedienstleitung oder Geschäftsführung entscheiden.
- Präsenz
Neben der Pflegedienstleitung und ggf. Geschäftsführung sollten Sie sich auch bei Öffentlichkeitsveranstaltungen zeigen und nicht »durch Abwesenheit glänzen«. Des Weiteren sollten Sie für die Mitarbeiter präsent und erreichbar sein, sowohl als Berater aber auch als Zeichen dafür, dass Qualität in Ihrer Pflegeeinrichtung keine »Eintagsfliege« ist.
- Konfliktfähigkeit
Nicht immer werden Sie auf offene Ohren stoßen, wenn Sie Mängel entdecken oder Neuerungen einführen möchten. Nicht jeder Kollege oder Mitarbeiter wird stets Ihrer Meinung sein. Wenn Ihnen eine Sache wichtig ist, bleiben Sie am Ball. Sammeln Sie Argumente, die für Sie und Ihr Projekt sprechen und bleiben Sie in Diskussionen sachlich. Sollten Gespräche entgleiten, brechen Sie das Gespräch ab um es zu einem neuen Zeitpunkt wieder in neutralem Gemütszustand aufnehmen zu können.
- Gewissenhaftigkeit
Eine weitere Kontrollinstanz, die Sie bzw. Ihre Arbeit kontrolliert, wäre unwirtschaftlich und würde Ihrem Ansehen bei den Mitarbeitern schaden. Deshalb ist es unerlässlich, dass Sie Ihre Arbeit gewissenhaft, korrekt, zuverlässig und termingerecht durchführen.
- PC-Kenntnisse
Das Erstellen von Tabellen, Statistiken und Briefen bereitet Ihnen keine Mühe. Übersichtlichkeit und Klarheit sind aus Ihren Texten erkennbar. Die Recherche von neuesten pflegewissenschaftlichen Erkenntnissen ist für Sie selbstverständlich.
- Innere Ruhe und Ausgeglichenheit
Hin und wieder, vielleicht zu Beginn ihrer Arbeit häufiger, wird es Situationen geben, in denen Ihnen etwas überhaupt nicht gefällt. Sei es der Umgang mit den Klienten, fehlendes Arbeitsmaterial oder unstrukturiertes Arbeiten. In solchen Situationen müssen Sie gelassen bleiben. Zeigen Sie die Missstände sachlich und ruhig auf und dringen Sie auf eine rasche Klärung bzw. Beseitigung der Missstände.
- Organisationsvermögen
Termine planen, Veranstaltungen ausrichten, vergebene Arbeitsaufträge auf Einhaltung hin überprüfen, Gremienarbeit vorbereiten – schaffen Sie sich ein Kontrollsystem, bei dem Sie nicht den Überblick verlieren. Setzen Sie hierzu Prioritäten, wann Sie welche Arbeiten erledigt haben müssen.
- Fort- und Weiterbildung
Sie selbst besuchen regelmäßig Fort- und Weiterbildungsmaßnahmen zu verschiedenen Themen der Pflege, des Managements oder ähnlichem. Gehen Sie mit gutem Beispiel voran, auch was das Lesen von Fachliteratur betrifft.

- Anleiterfähigkeit
  Sie sollten allen Mitarbeitern (neue) Prozesse und Abläufe anschaulich, verständlich und ggf. mit unterschiedlichen Methoden erklären können.
- Belastbarkeit
  Sie halten Stresssituationen, sowohl körperlicher wie auch mentaler Art, aus.
- Kreativität
  Bestimmte Probleme oder Situationen benötigen neuen Ideen um gelöst bzw. vorangebracht zu werden. Auch bei der Gestaltung von Formularen und der Ausführung von Fortbildungen kann Kreativität nur hilfreich sein.
- Teamfähigkeit
  Sie finden sich in einer Gruppe ein, können Ihren Beitrag zum positiven Gesamtergebnis auf einem sozialen Weg leisten, die Gruppe auch motivieren, weiterzumachen und nach Besserem zu streben.

Eigenschaften wie Teamfähigkeit, Übernahme von Verantwortung, Belastbarkeit, Geduld, Höflichkeit (um nur einige zu nennen), bezeichnet man als Soft Skills. Manche Soft Skills sind erlernbar, andere erlernt oder erreicht man im Laufe der Zeit durch Erfahrung.

2.7   Das Selbstverständnis als Qualitätsbeauftragte

Bevor Sie Ihren ersten Arbeitstag als Qualitätsbeauftragte beginnen, sollte Ihnen klar sein, was Sie wollen und wie Sie und Ihre Pflegeeinrichtung diese Ziele erreichen wollen. Wenn Sie wollen, dass Sie, Ihre Kollegen und Mitarbeiter gute Qualität abliefern, beachten Sie hierzu ggf. Kapitel 1.7.

Vor Arbeitsbeginn sollte Ihnen bekannt sein, welche Aufgabenbereiche Sie übernehmen und welche Aufgabenbereiche bei der Leitung, bei Praxisanleitern, Hygienebeauftragten, Datenschutzbeauftragten etc. liegen.

Dies ist aus der Stellenbeschreibung für die einzelnen Positionen ersichtlich. Sollte es Ihre erste Aufgabe sein, Ihre Stellenbeschreibung selbst zu schreiben, dann achten Sie darauf
- welche Positionen bereits besetzt sind,
- welche noch besetzt werden,
- ob für diese Aufgabenbereiche Stellenbeschreibungen vorhanden sind und
- welche Aufgaben Sie im Rahmen Ihres Stellenumfangs bewältigen können.

Machen Sie sich Gedanken, wie Sie auf Ihre Kollegen, Mitarbeiter und Vorgesetzte wirken wollen, wie Sie sich eine Qualitätsbeauftragte immer vorgestellt haben. Welche Ansprüche haben Sie an die Stelle einer Qualitätsbeauftragten?

Seien Sie sich einer Tatsache bewusst: Als Qualitätsbeauftragte sind Sie kein »normaler Mitarbeiter« mehr, sondern ein Vorbild.

Sicherlich können Sie dem Gedankengang folgen, dass die Mitarbeiter Sie (vor allem zu Beginn Ihrer Tätigkeit) beobachten werden, ob Sie denn immer alles so machen, wie Sie es »predigen« bzw. verlangen. Deshalb handeln Sie auch so, wie Sie möchten, dass sich die Mitarbeiter verhalten.

Besonders unklug ist die Methode des »Ab-heute-läuft-alles-anderes«. Die Mitarbeiter reagieren darauf häufig mit Abwehr, Besorgnis oder Angst vor dem Neuen und der Veränderung. Setzen Sie sich und anderen daher erreichbare Etappenziele. Binden Sie die Mitarbeiter in den Prozess der Veränderung mit ein. Erklären Sie, weshalb Dinge verändert werden müssen. Sammeln Sie die Ideen der Mitarbeiter. Nutzen Sie eher das neutrale Wort »Veränderung« als das wertende Wort »Verbesserung«.

2.8 Arbeitszeit

Es hängt von der Größe und Struktur der Pflegeeinrichtung ab, ob Sie ausschließlich die Tätigkeiten zur Erfüllung des Qualitätsmanagements und der Qualitätssicherung wahrnehmen oder anteilig auch vor Ort pflegen oder andere Verwaltungtätigkeiten erfüllen.

In kleinen Pflegeeinrichtungen können Sie zum Beispiel 30 Stunden pro Woche vor Ort pflegen und 10 Stunden pro Woche als Qualitätsbeauftragte arbeiten. Dies kann zu verschiedenen Zeitmodellen führen, z. B. in der Urlaubszeit arbeiten sie als Vertretung auf Station, dafür arbeiten Sie in einer anderen Woche gar nicht direkt in der Pflege.

Wenn Sie im nächsten Kapitel Ihre Aufgaben als Qualitätsbeauftragte sehen, werden Sie sich sicherlich fragen, wann und wie Sie all diese Aufgaben innerhalb Ihrer Arbeitszeit umsetzen sollen. Sagen Sie daher deutlich der Pflegedienstleitung oder der Geschäftsführung, wenn Sie Termine des Qualitätsmanagements nicht einhalten können, weil Sie in der Pflege eingesetzt waren, oder wenn aufgrund anderer Gründe mehr Zeit für das Qualitätsmanagement benötigt wird.

Besprechen Sie, welche Aufgaben unbedingt von Ihnen persönlich erbracht werden müssen oder wer Ihnen zuarbeiten kann. Vor allem bei Prozessbeschreibungen für das QM-Handbuch sollte derjenige, der den Prozess am häufigsten durchführt, ein »Grundgerüst« erstellen und Ihnen zur Weiterbearbeitung übergeben.

3 Aufgaben einer Qualitätsbeauftragten

3.1 Erfüllung der gesetzlichen Vorgaben

Wie bereits in Kapitel 1 erwähnt, sollten die gesetzlichen Vorgaben und die des Medizinischen Dienstes der Krankenversicherung (MDK) grundsätzlich erfüllt sein, um überhaupt weiter über Qualität, Qualitätsentwicklung und Qualitätssteigerung zu sprechen. Das bedeutet, dass Sie nicht allein für das Qualitätsmanagement verantwortlich sind.

Bei Ihnen laufen alle Prozesse des Qualitätsmanagements zusammen, woraus sich im Wesentlichen folgende Aufgaben ableiten lassen:

- Pflege und Aktualisierung des QM-Handbuchs
- Erstellung von Prozessabläufen
- Aktualisierung von Kommunikations- und Dokumentationsmatrix
- Erstellung von Konzepten
- Auswertung des Beschwerdemanagements
- Umsetzung der Qualitätsmaßnahmen und des Qualitätsmanagementsystems
- Durchführung und Auswertung von Pflegevisiten
- Durchführung und Auswertung von Fallbesprechungen
- Durchführung von Touren-/Mitarbeiterbegleitungen zur Anleitung
- Durchführung von Fortbildungsmaßnahmen
- Mitentwicklung von Qualitätszielen
- Durchführung von Kunden-/Mitarbeiterbefragungen
- Durchführung und Pflege von Außenkontakten
- Mitarbeit in externen QM-Gruppen
- Ggf. Akquisearbeit
- Beratung zu Neuanschaffungen wie Fachliteratur, Lagerungshilfsmittel, Arbeitsschutzmaterialien, …
- Erstellung eines Fortbildungsplans
- Erstellung eigener Dokumentationsformulare
- Anleitung von Mitarbeitern
- Einarbeitung neuer Mitarbeiter
- Kontakt zu Kooperationspartnern pflegen und aufbauen
- Präsentation von Ergebnissen an die Leitungsebene
- Einberufung und ggf. Leitung des Qualitätszirkels
- Durchführung von internen Audits
- Teilnahme an Besprechungen
- Überwachung von Protokollrundläufen
- Teilnahme an Messen, Arbeitsgruppen, usw.
- …

Diese Auflistung kann einen in Panik oder Verzweiflung versetzen. Aber bleiben Sie ruhig, es fallen ja nicht alle Aufgaben zur gleichen Zeit an.

3.2 Einführung eines Qualitätsmanagementsystems

Allein der Wille der Geschäftsführung bzw. der Leitung, ein Qualitätsmanagement aktiv zu betreiben, zu unterstützen und umzusetzen, ist positiv. Mittlerweile werden Sie keine Pflegeeinrichtung mehr finden, in der nichts Qualitätsrelevantes vorhanden ist, denn schon bei Eröffnung eines neuen Pflegedienstes oder einer Einrichtung müssen bestimmte Qualitätsgrundsätze in schriftlicher Form vorliegen.

Verschaffen Sie sich also in der ersten Arbeitswoche einen Überblick über den aktuellen Stand der bisher betriebenen Qualitätsarbeit:

- Ist ein *aktuelles* Pflegekonzept und Pflegeleitbild vorhanden? Ist beides den Mitarbeitern bekannt?
- Nach welchem Pflegemodell wird gearbeitet?
- Gibt es Hygienerichtlinien? Werden diese angewandt? Hängen diese öffentlich aus?
- Wer ist außer Ihnen an der Qualitätsarbeit beteiligt?
- Ist ein fester Qualitätszirkel vorhanden? Wie häufig trifft er sich?
- Wie ist die interne Kommunikation geregelt? Finden regelmäßige Teamsitzungen oder Wohngruppen-Gespräche statt? Ist eine eine Kommunikationsmatrix vorhanden?
- In welchem Stadium ist das Qualitätshandbuch? Was ist vorhanden, was fehlt noch? Wird gerade daran gearbeitet? Besteht Revisions- bzw. Evaluationsbedarf?
- Gibt es Standards und Richtlinien? Wie alt sind diese? Wie werden sie umgesetzt? Wurden die Standards und Richtlinien anhand der Expertenstandards entwickelt?
- Finden Pflegevisiten statt? Wie häufig? Gibt es eine Übersicht? Gibt es eine Auswertung des letzten Jahres?
- Ist ein Beschwerdemanagement vorhanden?
- Finden Klienten – und Mitarbeiterbefragungen statt? Wann war die letzte Befragung? Welche Punkte haben gut abgeschlossen, wo war/ist Handlungsbedarf? Welche Schritte wurden eingeleitet?

> Mit dem gesammelten Wissen über den aktuellen Qualitätsstand ihrer Pflegeeinrichtung können Sie nun Ihre Arbeit beginnen, in dem Sie einen Übersichtsplan machen, was Ihre Einrichtung verändern, erstellen und umsetzen muss. Setzen Sie Prioritäten (vgl. Tabelle 3) in der Arbeitsumsetzung.

- Machen Sie einen Plan, was Ihre Einrichtung alles entwickeln und vorhalten muss.
- Sammeln Sie Informationen bei anderen Einrichtungen.
- Setzen Sie Prioritäten.
- Terminieren Sie, was wann fertig sein wird.
- Setzen Sie realistische Termine.
- Verteilen Sie Aufgaben an qualifizierte Personen.

Tabelle 3: Qualitätsmanagement.

Qualitätsmanagement Erstellt am: 03.01.2008					
Was?	Wer?	Bis wann?	Priorität	Überprüfung am	Überprüfung durch
Überarbeitung Pflegekonzept	vorhanden			11.01.2010	GF/PDL
Überarbeitung Pflegeleitbild	QM und PDL	10.01.08	A	11.01.2008	GF/PDL
Aktualisierung Hygienekonzept	QM	15.01.2008	A	25.01.2008	PDL
Aktualisierung Beschwerdekonzept	QM und PDL	20.01.08	B	25.01.2008	GF/PDL
Erstellung eigner, angepasster Pflegedokumentation	QM	Noch keine Terminierung	C	Noch keine Terminierung	PDL
Überarbeitung Einarbeitungscheckliste	QM	25.01.08	B	26.01.2008	PDL
Erstellung Pflegerichtlinien nach Expertenstandards	QM und QZ	Noch keine Terminierung	B	Noch keine Terminierung	PDL
Erstellung eines Pflegevisitenkonzepts	QM und QZ	Bis Ende Februar	A	03.03.2008	PDL
Durchführung von Pflegevisiten	QM und WBL	Ab sofort	A	05.01.2008	PDL
Durchführung von internen Fortbildungen nach Fortbildungsplan	QM und PDL	Ab Februar	A	01.02.2008	PDL
Regelmäßige Qualitätszirkeltreffen	QM und QZ	Ab Mitte Januar	A	20.01.2008	PDL
...	...	...	...	...	...

Legende
PDL = Pflegedienstleitung
QM = Qualitätsbeauftragte
QZ = Qualitätszirkel
WBL = Wohnbereichsleitung
GF = Geschäftsführung
Stand:

Diese Übersicht benötigt eine regelmäßige Überprüfung und Pflege. Durch Zwischenfälle wie z. B. Personalengpässen, Krankheit usw. können Termine verschoben oder nicht erfüllt worden sein. Dies ist dann zu korrigieren und neue Termine sind zu vereinbaren.

Es können auch neue Aufgaben dazu kommen, z. B. durch Erweiterung des Leistungsangebots, die bei der Erstellung des Arbeitsplan noch nicht bekannt waren, neu erscheinenden Experten-standards, die überarbeitet und für die Pflegeeinrichtung heruntergebrochen werden müssen, usw.

3.3 Umsetzung des Qualitätsmanagements

Die besten Ausarbeitungen, Konzepte und Richtlinien nützen Ihnen als Qualitätsbeauftragte und auch Ihrer Leitung wenig, wenn kein Mitarbeiter sie kennt und anwendet. Hier einige Bei-spiele, an denen Sie sehen, dass das Qualitätsmanagement »lebt«:

- Durchgeführte und protokollierte Fortbildungen, Belehrungen oder Hinweise, z. B bei einer Teamsitzung, hinsichtlich der Inhalte von Konzepten, Verfahrensanweisungen.
- Pflegerichtlinien finden sich in Pflegeplanungen wieder.
- Mitarbeiter sind an der Bearbeitung von Konzepten beteiligt (erkennbar durch eine Teilneh-mer- bzw. Anwesenheitsliste)
- Im Dienstplan ist die Bezugspflege durch Einteilung in gleiche Bereiche erkennbar.
- Regelmäßige Aufnahme und Bearbeitung von Beschwerden.
- Regelmäßig stattfindende Besprechungen zur Informationsweitergabe.
- Nachvollziehbare und aussagekräftige Übergaben zwischen den Mitarbeitern und bei Urlaubsvertretung.
- Protokolle von Teambesprechungen werden jedem Mitarbeiter zugänglich gemacht und gegengezeichnet.
- Die Einrichtung verfügt über aktuelle Fachliteratur, die auch gelesen wird.
- Fallbesprechungen finden regelmäßig statt.
- Geplante Pflegevisiten.
- …

4 Der Arbeitsbereich einer Qualitätsbeauftragten

4.1 Büro, Arbeitsplatz und Schreibtisch

Je nach Größe der Pflegeeinrichtung wird ein (immer größer werdender) Anteil Ihrer Arbeit vom und am Schreibtisch aus vollzogen, z. B. mit Hilfe des PCs Tabellen anlegen, Statistiken auswerten, Fortbildungen vorbereiten, Briefe schreiben, Telefonate führen, Konzepte entwerfen usw.

Ohne einen eigenen Arbeitsplatz für Ihre Qualitätsarbeit geht es nicht. Dies muss Ihnen und der Pflegedienstleitung klar sein. Unterlassen Sie es gleich von Anfang an, PC- und Schreibarbeiten zu Hause zu erledigen. Verschiedene Versionen von Formularen und Konzepten sorgen für Verwirrung.

Achten Sie darauf, wie Ihr Arbeitsplatz während ihrer Arbeit aussieht. Stapel mit Papieren, Briefen und Formularen lassen nicht darauf schließen, dass Sie alles im Griff haben und wirken auf Sie selbst auf Dauer demotivierend und beunruhigend.

Schaffen Sie sich ein Ablage- und Wiedervorlagesystem an, indem Sie Mappen verwenden, die eine alphabetische und numerische Einteilung haben:
- Unterlagen, die Sie zu einem bestimmten Termin benötigen, kommen unter dem entsprechenden Datum in die numerische Ablage.
- Unterlagen, die Sie mit Kollegen, Mitarbeitern oder Vorgesetzte besprechen müssen, kommen in die alphabetische Ablage.
- Legen Sie sich eine weitere Mappe an, die Sie zu Außenterminen, wie z. B. Pflegevisiten, externe QM-Sitzungen mitnehmen können.
- Notieren Sie sich Termine gleich im Kalender, nicht auf irgendwelchen Zetteln.
- Beschriften Sie alle Ordner so, dass Sie und auch Dritte, wie z. B. die Pflegedienstleitung wissen, was sich darin befindet.

Generell sollten Aktenordner einheitlich beschriftet werden. Ein allgemein gültiges »Farbsystem« bei den Aktenordnern sorgt für weitere Ordnung, so sind z. B. alle Ordner mit Inhalt Qualität grün, alle Ordner mit Inhalt Personal blau. Einen speziellen Aktenordner mit Kopiervorlagen benötigen Sie nicht, denn alle Formulare finden Sie in Ihrem QM-Handbuch.

Gewöhnen Sie sich an, Papiere in Sichthüllen (an zwei Seiten offen) zu verwahren. Das verhindert ein »Ankleben« der Papiere an dem Vorblatt der Ordnungsmappe durch statische Aufladung. Die Sichthüllen schützen zudem vor Eselsohren und Knitterfalten. Sie müssen Papiere nicht extra lochen oder zusammen tackern.

Beispiel für die Ordnerbeschriftung:

Pflegeheim **Musterhausen** **Dienstplan Wohnbereich 1** **Ab 01.01.2007** **bis 31.12.2008** **Aufzubewahren bis** **31.12.2010**	**Pflegeheim** **Musterhausen** **Pflegevisiten A bis H** **Ab** **01.01.2008** **Aufzubewahren bis** **31.12.2012**

4.2 PC

Sie müssen die PC-Programmen Word™, Excel™ und Power Point™ beherrschen. Hinzukommen kann Outlock™ und das Pflegeprogramm Ihrer Einrichtung, aus dem Sie Klientendaten entnehmen können usw.

Ein Farbdrucker ist vor allem für das Drucken von Tabellen und Auswertungen notwendig. Falls Sie jedoch die Möglichkeit haben, sich diese von einer zentralen Stelle ausdrucken zu lassen, benötigen Sie keinen eigenen Farbdrucker. Für das Ausdrucken von Briefen und Formularen ist ein Schwarzweiß-Drucker ausreichend.

Zur Recherche für Konzeptarbeiten oder Fortbildungen sollte Ihr PC über einen Internetzugang verfügen. (Siehe hierzu auch die Internetseiten im Anhang)

4.3 Moderatorenkoffer

Schaffen Sie sich bzw. für Ihre Einrichtung mindestens ein Flip-Chart, eine mobile Magnet- oder Pinwand und einen Moderatorenkoffer an, die zu Fortbildungen, Teamsitzungen und Präsentationen eingesetzt werden. So können Themen der Teamsitzung z. B. für die Mitarbeiter visualisiert werden oder interne Fortbildungen abwechslungsreicher gestaltet werden.

Moderatorenkoffer können komplett bestückt gekauft werden. Es gibt sie in verschiedenen Größen und Ausführungen. Sie können sich natürlich auch Ihren eigenen Moderatorenkoffer zusammenstellen. Folgendes sollte beinhaltet sein:
- Magnete in verschiedenen Farben
- Pin-Nadeln
- Klebepunkte in verschiedenen Farben
- Edding-Stifte in verschiedenen Farben und Größen
- Folienstifte in verschiedenen Farben
- Tonpapier-Schilder in verschiedenen Farben und Formen

5 Das QM-Handbuch

Das Qualitätsmanagementhandbuch (QM-Handbuch oder QMH) dient der Dokumentation aller Qualitätsmaßnahmen der Pflegeeinrichtung.

Das QM-Handbuch sollte einen gewissen Rahmen nicht sprengen. Dieser Rahmen ist dann überschritten, wenn das Handbuch nicht mehr »in die Hand« passt. Achten Sie darauf, wie viele Unterpunkte Sie machen und welche Prozesse zusammengehören. Verweisen Sie in diesen Fällen auf Schnittstellen.

Der Umfang des QM-Handbuchs richtet sich nach der Größe der Pflegeeinrichtung. Je größer Ihre Pflegeeinrichtung wird, umso häufiger und schneller müssen Vorgänge einheitlich geregelt und reglementiert werden und umso umfangreicher wird Ihr QM-Handbuch.

Das Layout soll den Charakter oder die Philosophie der Pflegeeinrichtung symbolisieren bzw. unterstützen, des Weiteren dient es einem höheren Wiedererkennungswert bei den Mitarbeitern.

Allgemeine Tipps zum QM-Handbuch
- Wählen Sie eine einheitliche Schriftart und Größe.
- Beachten Sie die Schriftgröße und eine gute Lesbarkeit beim Ausdruck des QM-Handbuchs.
- Verwenden Sie nicht zu viele Stilmittel wie Fettdruck, Unterstreichen, Ausrufezeichen u. ä.
- Seien Sie bei der Auswahl der Schriftart nicht zu kreativ:
    - *Diese Schriftart ist für einen ganzen Text zu »verschnörkelt« und deshalb ungeeignet.*
    - DIESE SCHRIFT IST UNPASSEND, DA ES SICH NUR UM GROSSBUCHSTABEN HANDELT UND AUF DAUER SCHWER LESBAR IST.

5.1 Inhalt

Häufig sind Dokumente, Formulare, Verfahrensanweisungen und Checklisten bereits in der Pflegeeinrichtung vorhanden, aber noch nicht in das QM-Handbuch aufgenommen. »Durchstöbern« Sie Aktenordner und den PC nach solchen Dokumenten, um sich eventuelle Doppelarbeit zu sparen und das QM-Handbuch schneller zu aktualisieren und zu vervollständigen.

Die Basis des QM-Handbuchs ist das Qualitätsmanagementsystem, das eingeführt werden soll.

Weitere Inhalte des QM-Handbuchs sind:
- Dokumente und Aufzeichnungen (Formulare, Checklisten)
- Verantwortung, Befugnis (Organigramm)
- Stellen- und Funktionsbeschreibungen
- Abrechnung (eventl. im Rahmen des Pflegekonzepts)

- Messung, Analyse, Verbesserung
- Umgang mit Eigentum von Klienten
- Personalmanagement
- Management von Ressourcen
- Management von Risiken

Überlegen Sie, welche Themen Sie unter welchem Inhalt einsortieren können. Sind Sie sich bei bestimmten Themen unsicher, was die Zuordnung betrifft, so fügen Sie diese gesondert bei, wie z. B. den Fuhrpark.

5.2 Inhaltsverzeichnis eines QM-Handbuchs (ambulant/stationär)

Das Inhaltsverzeichnis verschafft einen ersten Überblick über Inhalt, Ausführlichkeit und Größe des QM-Handbuchs. Es kann in Form einer Tabelle oder in Textform gestaltet sein.

5.2.1 Ambulantes QM-Handbuch

Ambulanter Pflegedienst Mustern Beispielstr. 1 11111 Mustern		
Kapitel-Nr.	Inhaltsverzeichnis	Seite
1	**Inhaltsverzeichnis**	1
2	**Begriffe**	2
2.1	Glossar, Symbole, Abkürzungen	2
3	**Anwendungsbereich**	3
3.1	Darstellung der Pflegeeinrichtung	3
3.1.1	Pflegekonzept	...
3.1.2	Pflegeleitbild	...
3.1.3	Organigramm	...
3.2	Darstellung des Leistungsspektrums (inkl. Abrechnung)	...
4	**Qualitätsmanagementsystem**	9
4.1	Zweck und Nutzen des QM-Systems	9
4.2	Anwendungsbereich	11
4.3	Dokumentationssystem	13
5	**Personalmanagement**	17

▶

5.1	Fragebogen für Bewerbungsgespräche	18
5.2	Bewertungsbogen Bewerbungsgespräch	19
5.3	Einarbeitung neuer Mitarbeiter	20
5.3.1	Einarbeitungskonzept	
5.3.2	Einarbeitungscheckliste	
5.4	Stellenbeschreibungen	25
5.4.1	Verantwortliche Pflegefachkraft	...
5.4.2	Pflegefachkraft	...
5.4.3	Pflegehilfskraft	...

| Datum | Freigabe durch: | Revisionsstand | Signatur: | Wiedervorlage: | Seite 1 von 1 |

5.2.2 Stationäres QM-Handbuch

Alten- und Seniorenheim Mustern
11111 Mustern

1   Einleitung

2   Darstellung unseres Leistungsangebots
2.1   Konzept
2.2   Leitbild
2.3   Hygieneplan
2.4   Heimbeirat
2.5   Preisliste für Serviceleistungen

3   Personalmanagement
3.1   Personalgewinnung und Bewerbungsgespräche
3.2   Stellenbeschreibungen
3.2.1   Pflegedienstleitung
3.2.2   Stellvertretende Pflegedienstleitung
3.2.3   Examinierte Pflegefachkräfte
3.2.4   Pflegehilfskräfte
3.2.5   Hauswirtschaftspersonal
3.2.6   Hausmeister
3.2.7   Verwaltungspersonal
3.2.8   Ehrenamtliche Mitarbeiter und Praktikanten
3.3   Personaleinarbeitung und -entwicklung
3.4   Fortbildungen

4   Arbeitsorganisation
4.1   Dienstanweisungen
4.2   Arbeitsablaufpläne
4.2.1   Frühdienst
4.2.2   Spätdienst
4.2.3   Nachtdienst

▶

Stand:
Freigabe durch: PDL

Die Abfolge der einzelnen Punkte kann in beliebiger Reihenfolge geschehen. Üblich und meines Erachtens sinnvoll ist es, mit der Vorstellung der Pflegeeinrichtung und des Pflegekonzepts zu beginnen. Im Anschluss können Sie Pflegetheorie bzw. Pflegemodell nennen oder mit dem Personalmanagement fortfahren. Sie können den Arbeitsablauf bzw. die Arbeitsorganisation jedoch auch vor dem Personalmanagement nennen. Die einzelnen Punkte und deren Unterpunkte müssen aber auf jeden Fall zusammenpassen.

Ein Deckblatt für das QM-Handbuch mit einem Foto der Pflegeeinrichtung, des Pflegepersonals oder dem Logo der Pflegeeinrichtung kann den ersten Eindruck bei Lesern, z. B. Mitarbeitern, Auditoren oder anderen Prüfinstanzen, positiv unterstützen.

5.3 Ausführung

Das Inhaltsverzeichnis wächst und verändert sich mit der Ausführung Ihrer Themen, die Sie in Ihrem Arbeitsplan Qualitätsmanagement (siehe Tabelle 3) verzeichnet haben. Diese Themen bringen Sie für ein vorläufiges Inhaltsverzeichnis in die gewünschte und sinnvolle Reihenfolge.

Bilden Sie interne Arbeitsgruppen um die einzelnen Inhalte zu bearbeiten. Diese Inhalte werden im Rahmen des Qualitätszirkels vorgestellt, besprochen und schließlich von der Pflegedienstleitung freigegeben. Prozesse lassen sich sehr gut als Flussdiagramm darstellen. Das erspart umständliche Texte.

5.4   Flussdiagramme

Um Prozesse kurz, prägnant und deutlich darstellen zu können, bieten sich Flussdiagramme an. Das Einstellungsverfahren neuer Mitarbeiter oder die Neuaufnahme eines Klienten eignet sich z. B. sehr gut für ein Flussdiagramm. Damit das Flussdiagramm für jeden lesbar ist, haben die einzelnen Symbole bestimmte Bedeutungen (siehe Abb. 2)

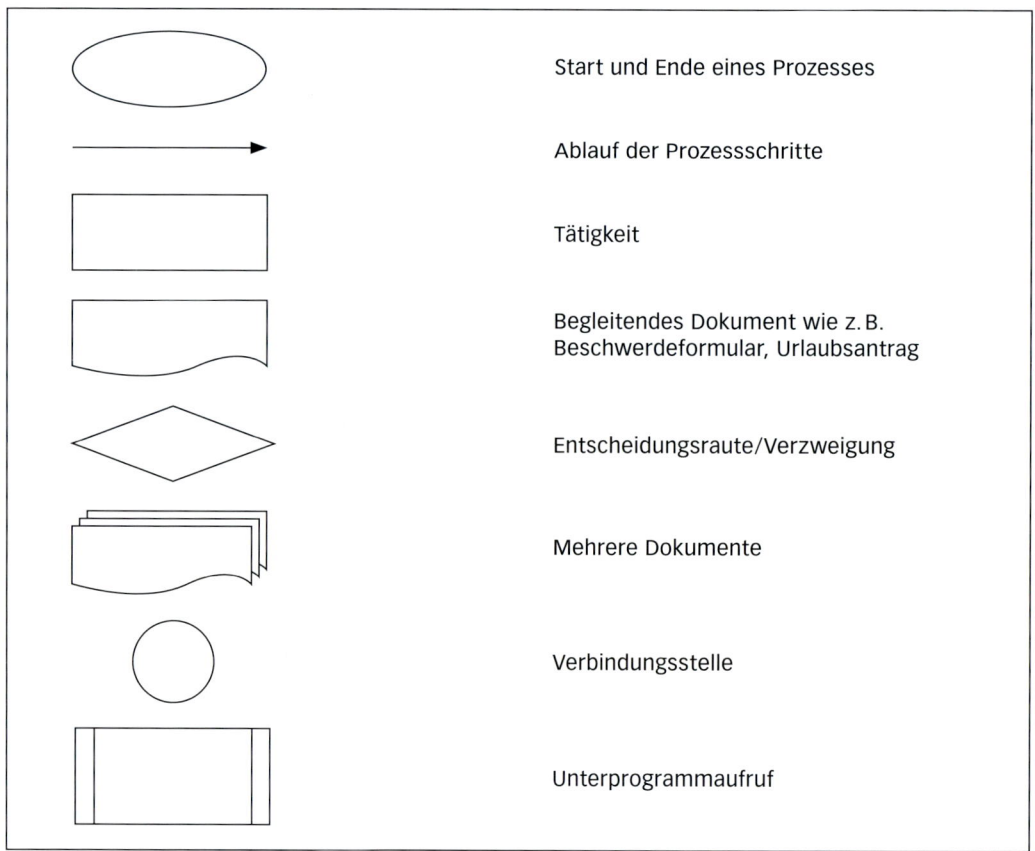

Abb. 2: Flussdiagramme und ihre Bedeutung

5.5 Aktualisierung

Mit der einmaligen Erstellung, Ausarbeitung und Verteilung des QM-Handbuchs ist Ihre Arbeit nicht getan. Einzelne Verfahren ändern sich, Ihre Pflegeeinrichtung soll sich verbessern und deshalb ist die ganze Qualitätsarbeit ein ständiger Prozess.

- Überprüfen Sie regelmäßig alle vorhandenen Formulare, Konzepte und Checklisten auf Aktualität, gesetzliche Kompatibilität und Praxistauglichkeit.
- Bei rechtlichen und/oder internen Änderungen sollten Sie Ihre Prioritäten anpassen und Evaluationstermine vorziehen.
- Übernehmen Sie Neuregelungen zeitnah ins QM-Handbuch.
- Informieren Sie die Mitarbeiter über Veränderungen/Anpassungen, die Sie im QM-Handbuch vorgenommen haben.

5.6 Kenntnisnahme durch die Mitarbeiter

In stationären Einrichtungen erhält jede Station eine gebundene Ausgabe des QM-Handbuchs, die bis zur nächsten Aktualisierung dort bleibt und jedem Mitarbeiter zugänglich ist. Dort können bestimmte Vorgänge und Abläufe nachgeschlagen werden. Es sind gebundene Ausgaben für die Mitarbeiter der einzelnen Abteilungen und Stationen zu bevorzugen, damit einzelne Seiten nicht entnommen werden können und später fehlen.

In der ambulanten Pflege gibt es einen Ordner, der zur Einsicht im Büro bereit steht. Hier kann davon ausgegangen werden, dass Sie oder ein anderer Büro-Mitarbeiter es bemerken würden, wenn einzelne Seiten aus dem QM-Handbuch entfernt werden würden.

Zeitnah nach der Veröffentlichung des QM-Handbuches sollten Sie sich von allen Mitarbeitern die Kenntnisnahme mit einer Unterschrift bestätigen lassen.

In diesem Kapitel haben Sie zwei Beispiele für Inhaltsverzeichnisse für QM-Handbücher gelesen. In den folgenden Kapiteln werden einzelne Themen, die sich im QM-Handbuch wiederfinden sollen und die konzeptioniert werden müssen, ausführlich beschrieben. Die vorangegangenen Informationen dienen so als Grundlage für die folgenden detaillierten Themen, die mit dem Feld des Qualitätsmanagements einhergehen.

6 Risikomanagement

6.1 Definition

Unter Risikomanagement versteht man die systematische Erfassung, Bewertung und Steuerung der unterschiedlichsten Risiken in der Pflegeeinrichtung. Risikomanagement und Qualitätsmanagement ergänzen sich gegenseitig.

Das Ziel des Risikomanagements ist ein kontrollierter Umgang mit Risiken, eine Verringerung des Risikos, größtmögliche Transparenz und die Eingrenzung möglicher Schäden.

»Grundsätzlich gibt es fünf unterschiedliche Risikosteuerungsstrategien:
- *Risikovermeidung, z. B. durch Verzicht auf ein Geschäft oder Aufgabe eines Geschäftsfelds*
- *Risikoübertragung, -überwälzung z. B. auf Marktpartner (Outsourcing) oder Versicherungen*
- *Risikoverminderung, z. B. Risikodiversifikation*
- *Risikoakzeptanz, z. B. Kompensation durch Dotierung der Risikovorsorge*
- *Risikobeseitigung, z. B. durch Abstellen eines organisatorischen Mangels« (www.wikipedia.de, Zugriff am 25.04.2008)*

Risikoerfassung erfolgt einfach durch übergreifende Kommunikation anhand von Checklisten oder in aufwendigeren Verfahren wie z. B. durch Expertenschätzung, Statistiken und Befragungen. Es kann eine Risikomatrix angefertigt werden, in der die erfassten Risiken sowie die damit verbundenen bzw. einhergehenden Folgen und Schäden beschrieben werden.

Risikosteuerung bedeutet die aktive Beeinflussung der ermittelten Einzelrisiken durch Verringerung der Eintrittswahrscheinlichkeit des Risikos und/oder Begrenzung des möglichen Schadens. Die Geschäftsführung und/oder Pflegedienstleitung müssen über zeitnahe und richtige Informationen verfügen, um effektive Entscheidungen zu treffen.

Strategien der Risikosteuerung sind
- Akzeptanz
- Verminderung
- Übertragung
- Vermeidung

Erstellen Sie zum Thema Risikomanagement ein Konzept, in dem geregelt und festgehalten wird, wie Ihre Pflegeeinrichtung mit Risiken umgeht, welche Risiken auf Sie zukommen können und wie Sie diese steuern können.

6.1.1 Bespiel für ein Risikomanagementkonzept

Risikomanagementkonzept

Unsere Klienten sind aufgrund ihrer körperlichen und/oder seelischen Beeinträchtigungen Risiken ausgesetzt, die wir mit den uns zur Verfügung stehenden Mitteln in jedem Fall zu vermindern oder zu vermeiden versuchen.

Risiken können z. B. Stürze, mangelnde Flüssigkeits- und Nahrungszufuhr und Isolation sein. Ergänzend zu unserem Pflegeleitbild beachten wir im Rahmen unserer Fürsorgepflicht die Selbstbestimmung der uns anvertrauten Klienten.

Die Erkennung von Risiken ist der erste Schritt zur Vermeidung bzw. Verminderung von Risiken. Dies können wir erreichen, indem wir alle Mitarbeiter mehrfach jährlich zu verschiedenen Bereichen der Pflege, Sicherheit und Betreuung professionell schulen.

Das Sturz- und Dekubitusrisiko wird bei jedem Klienten anhand einheitlicher Checklisten (bei Sturz nach Huhn, bei Dekubitus nach *Braden*) zu Pflegebeginn durch eine examinierte Pflegefachkraft erhoben und regelmäßig überprüft.

Einmal jährlich werden sämtliche Hilfsmittel routinemäßig auf ihre Sicherheit hin überprüft, dies beinhaltet z. B. Pflegebetten und Rollatoren.

...

Mustern, im Februar 2008

Ergänzend bzw. als Schnittstelle zwischen Risikomanagementkonzept und Pflegedokumentation können Sie auf Checklisten und Einschätzungs-Skalen, z. B. die Braden-Skala oder die Sturzrisikoerkennung verweisen.

Eine Überprüfung Ihres Risikomanagements erreichen Sie über die Pflegevisiten. Hier können Sie auch bei Klienten, die ausschließlich von Pflegehilfskräften versorgt werden, die Risikoeinschätzung durch eine examinierte Fachkraft wiederholen.

In stationären Einrichtungen können Sie das generelle Anbringen von Rauchmeldern in den Bewohnerzimmern als Risikominimierungsmaßnahme in Ihr Konzept aufführen.

6.2 Beispiel für ein Hygienekonzept

Ein umfassendes Hygienekonzept besteht ähnlich wie das Pflegekonzept oder andere Konzepte der Pflegeeinrichtung aus mehreren Unterpunkten, die zusammen ein vollständiges Bild von Ihrer Sichtweise des behandelten Themas vermittelt.

Das Hygienekonzept kann natürlich entsprechend der Größe und Art der Pflegeeinrichtung einen unterschiedlichen Umfang erreichen. So ist das Hygienekonzept einer Universitätsklinik mit mehreren Operationssälen nicht vergleichbar mit dem Hygienekonzept eines Pflegeheims oder einer internistischen Arztpraxis.

Je nach Pflegeeinrichtung legen Sie den Schwerpunkt auf bei Ihnen häufig vorkommende Ereignisse und Prozesse. So können Hygienekonzepte folgende Unterpunkte enthalten:

- Definition von Hygiene
- Nennung von Zuständigkeiten, z. B. Hygienefachkraft
- Hygieneleitbild
- Maßnahmen zur Einhaltung der Hygiene
- Hygieneplan
- Maßnahmen bei ORSA oder MRSA
- Umgang mit Sterilgut
- Verfahrensanweisungen
- Standards und Richtlinien
- Protokolle zur Hygienebelehrung der Mitarbeiter als begleitendes Dokument
- Klärung von Zuständigkeiten bei Schnittstellen mit z. B. Küche, Apotheke (Blister-Verpackungen), Sterilisationsabteilung, Reinigungsdienst, Lieferfirmen o. ä.

Achten Sie bei der Erstellung Ihres Hygienekonzepts auf die veröffentlichten Richtlinien (zu den Themen Händehygiene, nosokomiale Infektionen, Umgang mit Blasenverweilkathetern, MRSA, u. a.) des Robert-Koch-Instituts, deren Einhaltung und Anwendung durch den MDK gefordert wird.

6.2.1 Definition

»Das Wort ›Hygiene‹ leitet sich ab von ›Hygiea‹ (griechische Göttin der Gesundheit). Hygiene lässt sich mit Begriffen wie ›Gesunderhaltung‹ oder ›Gesundheitsvorsorge‹ übersetzen. Man spricht auch von ›medizinischer Primärprävention‹.« (Bergen 2007)

6.2.2 Hygieneleitbild

Hygieneleitbild

Wir, der ambulante Pflegedienst xy mit seinen Mitarbeitern, achten im Alltag auf sauberes und hygienisches, sowie umweltschonendes Arbeiten. Allen Mitarbeitern ist der korrekte Umgang mit Desinfektions- und Reinigungsmitteln bekannt. Ein individueller und speziell für die ambulante Pflege ausgerichteter Hygieneplan ist vorhanden, allen Mitarbeitern bekannt und jederzeit einsehbar.

Alle Mitarbeiter achten auf umweltschonende Abbau- bzw. Entsorgungsprozesse, was sich z. B. auf die genaue Dosierung von Reinigungs- und Desinfektionsmitteln bezieht, um eine unnötige Überdosierung zu vermeiden.

Besonderen Wert auf die Einhaltung von Sauberkeit und Hygiene legen wir im Bereich der Lebensmittelverarbeitung, -lagerung und -zubereitung bei unseren Klienten. Deshalb werden alle unsere Mitarbeiter mindestens 1 x jährlich diesbezüglich geschult und unterwiesen.

▶

Wir sind uns unserer Verantwortung bewusst, einen großen Einfluss auf Gesundheit und Umwelt zu haben.

Unser Ziel ist es, die Umgebungs-, Umwelt- und persönliche Hygiene unserer Klienten herzustellen, zu erhalten und möglichst dauerhaft zu gewährleisten. Mit dieser Verantwortung geht jeder von uns gewissenhaft um.

Wir sind stets bemüht, durch Schulungen und Kontrollen unser selbst gestecktes Ziel zu erreichen und uns darüber hinaus noch zu verbessern.

...

Stand:

Freigabe:

6.2.3 Umgang mit Sterilgut

Beispiel zum Beschreiben des Umgangs mit Sterilgut im Rahmen des Hygienekonzepts:

Umgang mit Sterilgut

Die Mitarbeiter des ambulanten Pflegedienstes xy verwenden bei gegebenem Anlass (z. B. steriler Wundverband, Legen eines Blasendauerkatheters) ausnahmslos steriles Einwegmaterial/-instrumente. Sterilgut wird nicht im ambulanten Pflegedienst gelagert, sondern jeweils aktuell bei Bedarf aus der Apotheke besorgt.

Wird bei auf Wunsch der Klienten bei diesen Sterilgut gelagert, gelten folgende Hinweise zur Lagerung von Sterilgut:
- Staubgeschützt (Schrank/Schublade)
- Geschützt vor Beschädigungen
- Geschützt vor großen Temperaturschwankungen
- Geschützt vor Feuchtigkeit (Alkohol, Desinfektionsmittel, Dampf)
- Lagerdauer entsprechend der Verpackungsart

Hinweise zum Umgang
- Kontrolle auf Sterilisations- bzw. Verfallsdatum
- Kontrolle des Indikators
- Kontrolle auf Unversehrtheit der Packung
- Staubaufwirbelung beim Öffnen vermeiden
- Packung korrekt öffnen, nicht mit Sterilgut durchstechen
- Öffnung erst unmittelbar vor Gebrauch
- Sterilgut so kurzfristig wie möglich lagern (first-in-first-out-Prinzip)
- Komplette Steril-Sets (z. B. Verbandsets) sind zu bevorzugen

6.2.4 Händehygiene

Beispiel zur Beschreibung der Händehygiene als Unterpunkt für das Hygienekonzept

---

Händehygiene

Konsequente Händehygiene ist die wichtigste und wirksamste Maßnahme zur Infektionsverhütung; sie dient sowohl dem Schutz der Pflegebedürftigen als auch dem Personalschutz (Rahmen-Hygieneplan für ambulante Pflegedienst, Mai 2003)

Definition:
Reduktion der Bakterienmenge. Die Händehygiene besteht aus Händewaschen und hygienische Händedesinfektion.

Händewaschung mit Seife:
- Dauer mindestens 30 Sekunden (mechanische und chemische Einwirkzeit)
- Die gesamte Hand muss mit Wasser und Seife in Berührung kommen
- Sorgsames Abspülen der Seifenreste um langfristigen Hautirritationen vorzubeugen
- Das Benutzen von wegwerfbaren Papiertüchern ist empfehlenswert

Hygienische Händedesinfektion:
- Die angegebene Menge des einrichtungsinternen Händedesinfektionsmittels auf die trockene Handfläche geben
- Mindestens 30 Sekunden auf den Handflächen und Fingern verreiben
- Besondere Beachtung der Fingerzwischenräume, Nagelfalz und Daumenaussenseite

---

6.3 Arbeitssicherheit

In § 5 des Arbeitsschutzgesetzes heißt es:

---

§ 5 Beurteilung der Arbeitsbedingungen

---

(1) Der Arbeitgeber hat durch eine Beurteilung der für die Beschäftigten mit ihrer Arbeit verbundenen Gefährdung zu ermitteln, welche Maßnahmen des Arbeitsschutzes erforderlich sind.
(2) Der Arbeitgeber hat die Beurteilung je nach Art der Tätigkeiten vorzunehmen. Bei gleichartigen Arbeitsbedingungen ist die Beurteilung eines Arbeitsplatzes oder einer Tätigkeit ausreichend.
(3) Eine Gefährdung kann sich insbesondere ergeben durch
1. die Gestaltung und die Einrichtung der Arbeitsstätte und des Arbeitsplatzes,
2. physikalische, chemische und biologische Einwirkungen,
3. die Gestaltung, die Auswahl und den Einsatz von Arbeitsmitteln, insbesondere von Arbeitsstoffen, Maschinen, Geräten und Anlagen sowie den Umgang damit,
4. die Gestaltung von Arbeits- und Fertigungsverfahren, Arbeitsabläufen und Arbeitszeit und deren Zusammenwirken,
5. unzureichende Qualifikation und Unterweisung der Beschäftigten.«

Gefährdungen, die mit der Arbeit einhergehen, sind in einer Gefährdungsanalyse zu ermitteln. Diese Analyse kann durch eine Fachkraft für Arbeitssicherheit und einen Betriebsarzt durchgeführt werden.

Benennen Sie für Ihre Pflegeeinrichtung eine Arbeitssicherheitsbeauftragte, die durch die Berufsgenossenschaft (z. B. Berufsgenossenschaft für Gesundheitsdienst und Wohlfahrtspflege, Pappelallee 35/37, 22089 Hamburg) unterstützte und durchgeführte Schulungen und Fortbildungen besucht.

Eine Gefährdung kann z. B. entstehen bei:
- Kontakt mit Körperflüssigkeiten
- Umgang mit spitzen und scharfen Gegenständen
- Umgang mit Medikamenten
- Umgang mit Gefahrstoffen (z. B. Reinigungsmittelkonzentrate)
- Schwerem Heben und Tragen
- Fehlende oder mangelnde Qualifikation und Unterweisung der Mitarbeiter

Zur Arbeitssicherheit gehören im Bereich Pflege vor allem folgende Punkte:
- Eigenschutz (Handschuhe, Mundschutz, Schutzkittel)
- Nadelstichverletzung
- Hautschutz
- Rückenschonendes Arbeiten
- Einsatz von Hilfsmitteln
- Telefonnummern für den Notfall
- Erste-Hilfe-Maßnahmen
- Arbeitswege
- Bildschirmarbeit

Im ambulanten Pflegebereich kommen noch folgende Bereiche hinzu:
- Führen von Fahrzeugen
- Arbeit in Privatwohnungen

6.3.1 Beispiel für ein Konzept

Ähnlich wie in allen Konzepten, die Sie erstellen, beschreiben Sie auch im Schutzstufenkonzept, welche Gefahren bestehen und welche Maßnahmen Ihre Pflegeeinrichtung ergreift, um die Risiken möglichst gering zu halten.
- Verweisen Sie auf die Benennung eines verantwortlichen Sicherheitsbeauftragten.
- Benennen Sie die Intervalle der Schulung oder Unterweisung der Mitarbeiter.
- Verweisen Sie auf vorhandene Standards und Verfahrensanweisungen, z. B. Verhalten bei einer Nadelstichverletzung.

Bespiel eines Arbeitssicherheits-Konzepts

Arbeitssicherheitskonzept

Die Arbeitssicherheit und damit die Gesundheit unserer Mitarbeiter ist uns ein großes Anliegen. Als Arbeitgeber sind wir für die Sicherheit unserer Mitarbeiter an deren Arbeitsplatz verantwortlich. Dies beinhaltet die Arbeit mit Maschinen und Geräten, aber auch den Umgang mit gefährlichen Stoffen sowie eine körperliche und psychische Belastung.

Wir sind uns dieser Verantwortung gegenüber unseren Mitarbeitern bewusst und setzen uns selbst durch Einhaltung aller gesetzlichen Gegebenheiten und darüber hinaus immer wieder neue Ziele, die wir mit unserem Sicherheitsbeauftragten, durch Neu-Anschaffungen und Schulungen erreichen.

Das Bereitstellen benötigter Arbeitssicherheitsmaterialien wie Spritzenabwurf und Handschuhe sind für uns ebenso selbstverständlich, wie regelmäßige Überprüfungen und Überwachungen von z. B. Brandmeldeanlagen.

...

Datum	Freigabe durch	Signatur	Revisions- stand	Wieder- vorlage am	Seite 1 von 1

6.3.2 Maßnahmen

Fortbildungen zu arbeitsschutzbezogenen Themen werden von unterschiedlichsten Anbietern offeriert. Sie können auch bei der Polizei oder Feuerwehr wegen einer Fortbildung, z. B. Thema Brandschutz, nachfragen.

Beim Thema »Verhalten und Umgang im Straßenverkehr« finden Sie Rat bspw. bei der Berufsgenossenschaft oder einer Fahrschule. Informieren Sie sich über Änderungen, indem Sie sich Informationsmaterial zu schicken lassen. Das legen Sie für die Mitarbeiter zugänglich aus.

Die Mitarbeiter sind in regelmäßigen Abständen zu bestimmten Themen zu unterweisen.

6.4 Datenschutz und Aufbewahrungsfristen

»Beim Datenschutz stehen anders als der Begriff zunächst vermuten lässt, nicht die Daten im Vordergrund, sondern die Personen, über die Informationen (Daten) verarbeitet werden. Rechtlicher Ausgangspunkt ist das Grundrecht auf informationelle Selbstbestimmung. Die Grundidee ist, dass der Einzelne die Möglichkeit haben soll, selbst zu bestimmen, wer bei welcher Gelegenheit welche Informationen über ihn erhält. Als besonders gefährdend werden die Situationen angesehen, in denen große Organisationen Informationen – möglicherweise ohne Kenntnis der betroffenen Personen – sammeln, speichern und auswerten. Weniger relevant ist der alltägliche Informationsaustausch in den sozialen Nahbeziehungen.

Dabei kann es sich sowohl um private Organisationen (wie z. B. Auskunfteien, Adresshandel, Arbeitgeber etc.) als auch um staatliche Stellen (z. B. Polizei und Geheimdienste, gesetzliche Sozialversicherungen, sonstige Ämter und Behörden) handeln. Im deutschen wie im europäischen Recht sollen Gesetze der Sicherung dieses Rechts dienen.« (www.Datenschutz.de, Zugriff am 03.03.2008)

6.4.1 Beispiel für ein Konzept

In Ihrem Konzept beschreiben Sie, wie Sie mit Daten umgehen, wer alles Zugriff auf Daten hat und was Sie tun, um diese Daten zu schützen. Wie gehen Sie bei der Archivierung von Daten vor und wie bei der Vernichtung?

Ein Blankoformular der Schweigepflichterklärungen, die Sie von Ihren Mitarbeitern verlangen, kann als Anlage zum Konzept dienen. Sie können Auszüge aus dem Bundesdatenschutzgesetz zitieren. Verweisen Sie auf den benannten Datenschutzbeauftragten im Organigramm der Pflegeeinrichtung und in welchem Umfang er diese Aufgabe innehat.

Beispiel für ein Datenschutzkonzept:

Datenschutzkonzept

Durch unsere tägliche Arbeit haben wir mit einer Fülle von Informationen und persönlichen Daten zu tun. Die Privatheit und Verschwiegenheit gegenüber Dritten ist der Grundstein einer vertrauensvollen Beziehung zwischen den Mitarbeitern und den Klienten.

Alle Mitarbeiter verpflichten sich zur Einhaltung der Schweigepflicht. Sorgsame Verwaltung und Verwahrung der Daten ist für uns eine Selbstverständlichkeit.

Personal- und Klientendaten sind im PC mit Kennwörtern geschützt und in Papierform in verschlossenen Schränken verwahrt.

Alle Mitarbeiter werden in regelmäßigen Abständen zu datenschutzrelevanten Themen unterrichtet und geschult.

Dem Organigramm ist unser benannter Datenschutzbeauftragter zu entnehmen.

Anhang zum Datenschutzkonzept
Umgang mit Daten
Schweigepflichterklärung
Dokumentationsmatrix

Datum:	Freigabe durch:	Signatur:	Revisionsstand:	Wiedervorlage:	Seite x von y

6.4.2 Maßnahmen

Der Datenschutz beginnt am und mit dem PC. Jeder Mitarbeiter sollte ein individuelles Passwort bekommen, damit Unbefugte keinen Zugriff haben. Auch ein sich rasch einstellender Bildschirmschoner ist ein Beitrag zum Datenschutz. Noch besser ist es jedoch, wenn Sie und alle Mitarbeiter, die am PC mit Daten arbeiten, jedes Mal die Anwendung schließen, sodass Unbefugte keine Chance haben, Daten auszuspähen.

Abschließbare Dokumentationswagen schützen vor neugierigen Blicken. Weisen Sie die Mitarbeiter an, Dokumentationsmappen nicht offen herumliegen zu lassen. In der ambulanten Pflege bedeutet dies z.B., dass keine Dokumentationen, Verordnungen oder Rezepte im Auto liegen dürfen.

Erstellen Sie gemeinsam mit dem Datenschutzbeauftragten und der Geschäftsführung und/
oder Pflegedienstleitung eine Übersicht, welche konkreten Maßnahmen Ihre Pflegeeinrichtung
zum Datenschutz durchführt. Diese Übersicht (vgl. Tabelle 4) kann dann als Anhang zum
Datenschutzkonzept aufgeführt und im Qualitätshandbuch abgeheftet werden.

Tabelle 4: Umgang mit datenschutzrelevaten Dokumenten.

Art des Dokuments	Aufbewahr-ungsfrist	Art der Aufbewahrung	Ver-nichtung	Verant-wortung
Rechnungen	10 Jahre	Abgeschlossener Büroschrank	Reißwolf	Datenschutz-beauftragter
Geschäftsbriefe	6 Jahre	Abgeschlossener Büroschrank	Reißwolf	Datenschutz-beauftragter
Pflegedokument-ation	Bis zu 30 Jahre	Abgeschlossener Büroschrank	Reißwolf	Datenschutz-beauftragter
Personalunterlagen (Arbeitsverträge, Zeugnisse)	3 Jahre	Abgeschlossener Büroschrank	Reißwolf	Datenschutz-beauftragter
Dienstpläne	10 Jahre	Abgeschlossener Büroschrank	Reißwolf	Datenschutz-beauftragter
Verträge mit Kosten-trägern (Kranken- und Pflegekassen, Sozialamt)	10 Jahre	Tresor	---	Datenschutz-beauftragter
Kooperationsverträge	10 Jahre	Abgeschlossener Büroschrank	---	Datenschutz-beauftragter
Datenmüll (fälschlich ausgedruckte Klientendokumente)	---	---	Reißwolf	Datenschutz-beauftragter
…	…	…	…	…
…	…	…	…	…
Datum	Freigabe durch	Signatur	Revisions-stand	Wiedervorlage	Seite 1 von 2

6.4.3 Schweigepflichterklärung

Als Nachweis für Ihre Pflegeeinrichtung sollte jeder an der Pflege beteiligte Mitarbeiter und Mitarbeiter der Verwaltung (dies betrifft auch Praktikanten und Auszubildende) zu Beginn seiner
Tätigkeit bei Ihnen eine Schweigepflichterklärung unterschreiben. Eine generelle Unterweisung
bzw. Belehrung in die Bedeutung der Schweigepflicht und deren Inhalte halte ich für sinnvoll.
Die Schweigepflichterklärung kann auch in den Arbeitsvertrag aufgenommen werden.

Bespiel für eine Schweigepflichterklärung

Schweigepflichterklärung

Hiermit erkläre ich, zu Themen der Schweigepflicht belehrt worden zu sein.

Ich verpflichte mich, mich entsprechend der Belehrung zu verhalten. Ausdrücklich erkläre ich, dass ich die Belehrung verstanden und keine weiteren Fragen habe.

»§ 203 Strafgesetzbuch (StGB) Verletzung von Privatgeheimnissen

(1) Wer unbefugt ein fremdes Geheimnis, namentlich ein zum persönlichen Lebensbereich gehörendes Geheimnis oder ein Betriebs- oder Geschäftsgeheimnis, offenbart, das ihm als
1. Arzt, Zahnarzt, Tierarzt, Apotheker oder Angehörigen eines anderen Heilberufs, der für die Berufsausübung oder die Führung der Berufsbezeichnung eine staatlich geregelte Ausbildung erfordert ... anvertraut worden oder sonst bekannt geworden ist, wird mit Freiheitsstrafe bis zu einem Jahr oder mit Geldstrafe bestraft.
(2) ...
(3) ... Den in Absatz 1 ... Genannten stehen ihre berufsmäßig tätigen Gehilfen und die Personen gleich, die bei ihnen zur Vorbereitung auf den Beruf tätig sind. Den in Absatz 1 ... Genannten steht nach dem Tod des zur Wahrung des Geheimnisses Verpflichteten ferner gleich, wer das Geheimnis von dem Verstorbenen oder aus dessen Nachlass erlangt hat.
(4) Die Absätze 1 bis 3 sind auch anzuwenden, wenn der Täter das fremde Geheimnis nach dem Tod des Betroffenen unbefugt offenbart.
(5) Handelt der Täter gegen Entgelt oder in der Absicht, sich oder einen anderen zu bereichern oder einen anderen zu schädigen, so ist die Strafe Freiheitsstrafe bis zu zwei Jahren oder Geldstrafe.«

_____   _____
Ort, Datum   Unterschrift des Arbeitnehmers

Belehren Sie Praktikanten und andere Personen in diesem Fall immer gesondert zur Schweigepflicht und lassen Sie sich dies schriftlich geben. Eine Kopie dieses Schriftstücks erhält der Mitarbeiter für seine Unterlagen.

- Geschützte Sozialdaten und personenbezogene Daten unterliegen der Verschwiegenheit. Sie dürfen nur für die Erfüllung der pflegerischen Aufgaben verwendet und verarbeitet werden.
- Persönliche Sachverhalte, die ein Mitarbeiter während seiner Arbeit erfährt, dürfen außerhalb des Dienstweges niemanden mitgeteilt werden.
- Im Zusammenhang mit der Tätigkeit erlangte Unterlagen oder sonstige nicht allgemein zugängliche Informationen werden vertraulich behandelt. Die Unterlagen und Informationen dürfen ohne vorherige schriftliche Vereinbarung nicht für eigene gewerbliche Zwecke oder andere Auftraggeber benutzt werden.
- Die Pflicht zur Verschwiegenheit endet nicht mit der Beendigung des Arbeitsverhältnisses in dieser Einrichtung, sondern bleibt auch darüber hinaus bestehen.
- Ein Verstoß gegen diese Pflichten zur Verschwiegenheit kann vom Arbeitgeber mit einer fristlosen Kündigung geahndet werden. Eine vorherige Abmahnung ist nicht erforderlich.
- Ein Verstoß gegen gesetzlich verankerte Pflichten zur Verschwiegenheit kann mit Geld- und Freiheitsstrafen geahndet werden.

6.4.4 Entbindung von der Schweigepflicht

Häufig findet sich in Richtlinien, Standards und Pflegeplanungen Zielformulierungen wie z.B. »Zeitnahe Informationsweiterleitung an der Pflege beteiligter Personen«, »Regelmäßige Informationsweitergabe an den Arzt«, usw. Diese Informationsweitergabe steht im Widerspruch zu Ihrer Schweigepflicht. Es ist davon auszugehen, dass der Klient mit der Informationsweitergabe einverstanden ist, aber 100-prozentig gewiss ist es nicht.

Der Klient sollte Ihnen als Pflegeeinrichtung und auch seinem Arzt (und weiteren, professionell an der Pflege und Betreuung beteiligten Personen) eine Entbindung von der Schweigepflicht schriftlich übergeben, um eine ganzheitliche Pflege und Weiterleitung von benötigten Informationen an Dritte zu gewährleisten.

Normalerweise kann hier von einem mutmaßlichen Einverständnis ausgegangen werden und auch im Notfall ist es Ihnen gestattet, Auskünfte zu erteilen.

Die Erklärung zur Entbindung der Schweigepflicht kann jederzeit vom Klienten widerrufen oder eingeschränkt werden, etwa dass Sie gegenüber einem benannten Familienmitglied keine Auskunft geben dürfen. Achten Sie deshalb immer auf das Datum der Erklärung.

Beispiel Erklärung zur Entbindung der Schweigepflicht

Entbindung der Schweigepflicht

Hiermit entbinde ich, [Vor- und Zuname des Klienten], geboren am _____ , wohnhaft [vollständige Adresse des Klienten] die Mitarbeiter des Pflegedienstes XY, Musterstr. 1 von der Schweigepflicht an

– meine/n Ehefrau/Ehemann
– meinen Hausarzt [Vor- und Zuname des Arztes]
– meinen Facharzt [Vor- und Zuname des Arztes] (Neurologe)

für den gesamten Pflege- und Betreuungszeitraum.

Mir ist bekannt, dass ich diese Erklärung jederzeit mit Wirkung für die Zukunft widerrufen kann.

_____   _____

Ort, Datum   Unterschrift des Klienten

6.4.5 Widerruf

Wie Sie der Bespiel-Erklärung zur Entbindung der Schweigepflicht entnehmen konnten, hat der Klient natürlich ein Recht darauf, diese Entbindung jederzeit zu widerrufen oder einzuschränken.

Widerruf der »Entbindung der Schweigepflicht«

Hiermit widerrufe ich, [Vor- und Zuname des Klienten], geboren am _____ ,
wohnhaft [vollständige Adresse des Klienten] meine am
[Datum der Schweigepflichtentbindung] ausgestellte Entbindung zur Schweigepflicht.

_____   _____

Ort, Datum   Unterschrift des Klienten

6.5 Notfälle in der Pflege

Auch in Pflegeeinrichtungen müssen Notfallsituationen immer wieder geschult und besprochen werden, damit alle Mitarbeiter wissen, wie sie zu reagieren haben. Wichtige Telefonnummern müssen bspw. schnell zu erreichen und immer aktuell sein.

In der Qualitätsprüfungsrichtlinie heißt es: *»Zur Forderung einer Ausbildung in Erste-Hilfe-Maßnahmen oder zur Einführung von Erste-Hilfe-Regelungen bestehen keine gesetzlichen Vorschriften. In Einrichtungen der Altenhilfe und des Gesundheitswesens sollten jedoch Kenntnisse und Handlungssicherheit in Notfallsituationen bei den Mitarbeitern selbstverständlich sein.*

In diesem Sinne ist auch die Einführung einer Regelung z.B. in Form eines Flussdiagramms zu empfehlen. Zu regeln ist hier die Vorgehensweise beim Auffinden eines Pflegebedürftigen in einer gefährdenden Situation (z.B. nach Sturz, Entgleisung von Körperfunktionen oder Bewusstlosigkeit)« (MDS 2005).
Durch Verfahrens- oder Dienstanweisungen kann die Pflegedienstleitung Aufklärung und Sicherheit für die Mitarbeiter schaffen. Das Nichteinhalten der Verfahrens- oder Dienstanweisung kann arbeitsrechtliche Konsequenzen haben. Die Aktualisierung der Anweisungen wird dann in das Aufgabengebiet der Qualitätsbeauftragten übergehen.

Lehnt Ihre Pflegeeinrichtung das Mittel der Verfahrens- oder Dienstanweisungen ab, können auch Checklisten für Notfälle in der Pflege für die Mitarbeiter hilfreich sein.

Legen Sie in Ihrem Risikomanagement-Konzept fest, wie häufig Ihre Pflegeeinrichtung die Mitarbeiter in Notfallsituationen schult, welche Notfallsituationen häufig vorkommen können und wie alle daran arbeiten können, dass Notfallsituationen möglichst vermieden werden. Außerdem sollten Sie als ambulante Einrichtung bspw. schriftliche Regelungen für Notfälle bei Pflegebedürftigen haben sowie Regelungen für Situationen, in denen der Pflegebedürftige nicht öffnet.

6.5.1 Maßnahmen

Im Rahmen des Risikomanagements sollten Ihre Mitarbeiter genaue Handlungsabläufe erhalten, in denen das Verhalten und Vorgehen bei Notfällen aufgezeichnet ist.

Dies können verschiedene Szenarien sein, wie z. B.:

- Herzstillstand
- Atemstillstand
- Allergische Reaktionen
- Sturz
- Hyper-/Hypoglykämie
- Hinlauftendenz bzw. Klient ist unauffindbar
- Todesfall
- Verhalten im Brandfall
- ...

Für diese Fälle sollten die Mitarbeiter dank regelmäßiger Schulungen wissen, wie sie vorgehen sollen. Entwerfen Sie Standards oder Verfahrensanweisungen für die Mitarbeiter, die jeder Mitarbeiter kennen muss und die jährlich im Rahmen einer Fortbildung aufgefrischt werden. Die Pflegedienstleitung bzw. Geschäftsführung ist für die Gestaltung bzw. Formulierung von Verfahrensanweisungen verantwortlich, d.h. hier muss auch festgelegt werden, welche Prozesse mit einer Verfahrensanweisung geregelt werden.

> Eine Verfahrensanweisung beinhaltet immer Titel, Definitionen, Geltungsbereich, Inkrafttreten, Zweck, Verantwortlichkeiten und mitgeltende Unterlagen.

Beispiel für eine Verfahrensanweisung

Verfahrensanweisung Nr. 1
Verhalten im Krankheitsfall

Die Information über die Arbeitsunfähigkeit ist schnellstmöglich der Arbeitsstätte persönlich mitzuteilen. Eine Krankmeldung per Fax, SMS, E-Mail oder Anrufbeantworter ist nicht zulässig.

Ab dem dritten Krankheitstag hat dem Arbeitgeber eine Arbeitsunfähigkeitsbescheinigung vorzuliegen.

Der Mitarbeiter hat sich am letzten Werktag der Arbeitsunfähigkeit persönlich zu informieren, ob er/sie wieder arbeitsfähig ist oder ob eine Folgebescheinigung der Arbeitsunfähigkeit zu erwarten ist.

Ein Verstoß gegen die in dieser Verfahrensanweisung getroffenen Reglungen kann arbeitsrechtliche Konsequenzen nach sich ziehen.

Diese Verfahrensanweisung ist für alle Mitarbeiter ab sofort und bis auf Widerruf gültig.

_____   _____
Ort, Datum   Unterschrift der Geschäftsführung

7 Maßnahmen des internen Qualitätsmanagements

Das interne Qualitätsmanagement hat klare Vorgaben hinsichtlich seiner Weiterentwicklung:
- Entwicklung konkreter Qualitätsziele
- Gezielte Beobachtung und Messung von Qualitätsindikatoren
- Aufdeckung von Zielabweichungen und Schwachstellen
- Auswahl und Umsetzung geeigneter Problemlösungsstrategien und eine erneute Qualitätsüberprüfung

Die Maßnahmen des internen Qualitätsmanagements richten sich nach dem PDCA-Zyklus. (Plan, Do, Check, Act) nach William Edward Deming, einem amerikanischen Physiker. Der PDCA-Zyklus dient einer kontinuierlichen Verbesserung und wird auch als Problemlösungsprozess bezeichnet:

»1. **P**lan = Identifikation von Problemursachen und deren Priorisierung
            Festlegung von Zielen.
2. **D**o = Maßnahmenkatalog und Umsetzung der Lösungen
3. **C**heck = Soll-Ist-Vergleich (Kontrollieren)
            Hat die Umsetzung funktioniert und welches Ergebnis wurde erzielt (Erfolg)?
4. **A**ct = Anpassung und Veränderung (Verbesserung erreicht – Korrekturen notwendig?)«
            (vgl. Weigert 2008)

Als Instrumente zur Erfüllung dieser Aufgaben dienen regelmäßig stattfindende
- Teambesprechungen,
- Fallbesprechungen,
- Pflegevisiten,
- Fortbildungen.

Aktuelle pflegerische Konzepte und Ziele, ein lebendiges Beschwerdemanangement und die Aufgaben und Ergebnisse des Qualitätszirkels zeigen ebenso, dass das interne Qualitätsmanagement kontinuierlich und zielgerichtet durchgeführt wird.
Die Basis aller Leistungen, die Sie und Ihre Mitarbeiter erbringen, all ihrer Handlungen, ihrer Motivation und den Grund für die Existenz Ihrer Pflegeeinrichtung bildet das Pflegeleitbild und seine Umsetzung im Alltag durch jeden Mitarbeiter.

7.1 Pflegeleitbild

Im Leitbild geht es um die Philosophie Ihrer Einrichtung. Hier finden sich die Zielvorstellungen wieder, die in der alltäglichen Pflege und Betreuung umgesetzt werden sollen. Es geht um Ziel- und Wertvorstellungen, auch um Aussagen zum Menschenbild der Einrichtung, darum, wie die Bedürfnisse und Gewohnheiten, Vorlieben und Abneigungen der Pflegebedürftigen (und der Mitarbeiter!) berücksichtigt werden. Es geht um die Gestaltung der Pflege, die Pflegequalität sowie das Selbstverständnis der Einrichtung. (vgl. *Löser* 2008)

7.1.1 Inhalt, Aufbau und Erstellung

Im Pflegeleitbild geht es – wie gesagt – um die grundlegende Philosophie der Einrichtung. Mehr als eine DIN A 4 Seite sollte diese Darstellung nicht überschreiten. Die Erstellung sollte zusammen mit den Mitarbeitern erfolgen. Alle Mitarbeiter sollten ihre Ziele und Prioritäten nennen. Meiner Meinung nach sind kurze und prägnante Sätze für das Verständnis und die tägliche Umsetzung bestens geeignet.

Tabelle 5: Beispielsätze für das Pflegeleitbild.

Zur Pflegeeinrichtung
Eine unserer Hauptaufgaben ist die aktivierende Pflege
Wir sind ein privater/gemeinnütziger Dienstleister.
Wir arbeiten nach dem System der ganzheitlich-fördernden Prozesspflege
Zum Menschenbild
Die Zufriedenheit unserer Klienten ist uns ein wichtiges Anliegen.
Das Recht auf Selbstbestimmung ist für uns selbstverständlich.
Wir arbeiten im Bezugspflegesystem.
Individuelle Pflege, auf der Basis der persönlichen Biografie prägt unsere tägliche Arbeit.
Zum pflegerischen Handeln
Aktivierende Pflege wird von allen unseren Mitarbeitern im Alltag soweit es für die Klienten möglich ist, durchgeführt.
Eine individuelle Pflegeplanung, die auf Wunsch mit dem Klienten geschrieben und überprüft wird, hat jeder Klient.
Wünsche des Klienten werden soweit es möglich ist erfüllt.

Beispiel für ein Pflegeleitbild

Pflegeleitbild

Im Mittelpunkt unseres Handels steht die Unantastbarkeit der Würde des Menschen. Wir verstehen den Menschen als Einheit von Körper, Geist und Seele und achten seine Menschenwürde, unabhängig von Alter, Geschlecht, Religion, Nationalität und sozialer Stellung.

Unser Ziel ist die Zufriedenheit unserer Klienten. Weiterhin sollen die von uns versorgten Menschen und deren Angehörige Respekt, Zuwendung und Anteilnahme erfahren.

Die professionelle Aus-, Fort- und Weiterbildung wird bei allen unseren Mitarbeiter gefördert. Neue Mitarbeiter werden gezielt eingearbeitet. Wir achten bei der Dienstplangestaltung auf die Einhaltung des Bezugspflegesystems.

Das Leben verdient Achtung in allen seinen Phasen. Sterben, als unausweichliche Folge des menschlichen Entwicklungsprozesses, ist Teil des Lebens.

...

Datum	Freigabe durch	Signatur	Revisionsstand	Wiedervorlage	Seite 1 von 2

7.1.2 Aktualisierung

Auch wenn sich die grundlegende Einstellung zu Ihren Klienten nicht ändern wird, kann es doch geschehen, dass Sie hin und wieder etwas am Pflegeleitbild ergänzen oder aktualisieren möchten. Vielleicht sind Sie der Auffassung, dass eine Formulierung geändert werden soll, um die Verständlichkeit zu erhöhen.

7.2 Pflegekonzept

»Das Pflegekonzept dient der Transparenz und Leistungsbedarfstellung einer Einrichtung und ihrer Mitarbeiter. Es sollte in jedem Fall auch die Aufbau- und ablauforganisatorischen Strukturen und Tätigkeiten, Kompetenzen und Befugnisse (Verantwortungsbereiche der Pflege) der Pflegemitarbeiter beinhalten, einen verbindlichen handlungsweisenden Charakter besitzen und von allen Pflegemitarbeitern richtig verstanden werden.« (Weigert 2008)

In den Prüfrichtlinien des MDK wird sowohl von ambulanten wie auch von stationären Einrichtungen verlangt, dass das Pflegekonzept schriftlich vorliegt und
■ Aussagen zum Pflegemodell,
■ Aussagen zum Pflegesystem,
■ Umsetzung des Pflegeprozesses,
■ Aussagen zur innerbetrieblichen Kommunikation,
■ Aussagen zum angewendeten Qualitätssicherungssystems,
■ Beschreibung von Leistungen und ergänzenden Leistungen,
■ Kooperation mit anderen Diensten und
■ Aussagen zur räumlichen, personellen und sachlichen Ausstattung trifft.

7.2.1 Inhalt und Aufbau

Beispiel eines Pflegekonzepts

Pflegekonzept

1 Präambel

2 Darstellung des Trägers

3 Zielgruppen/Personenkreis/Leistungsangebot

4 Pflegetheoretische Grundlagen
4.1 Pflegeleitbild
4.2 Pflegemodell und Pflegesystem
4.3 Pflegeprozess
4.4 Pflegedokumentationssystem

5 Organisation in der Pflege
5.1 Umsetzung des Pflegeprozesses
5.2 Informationsgewinnung und -weitergabe

▶

7.2.2 Aktualisierung

In der Praxis hat sich eine zweijährige Aktualisierung als sinnvoll herausgestellt. Sie sollten zusammen mit der Pflegedienstleitung und eventuell den Mitgliedern des Qualitätszirkels etwaige Änderungen oder Anpassungen besprechen. Verwerfen Sie jedoch nicht gleich das ganze Pflegekonzept. Hier und da ist eine Anpassung meist ausreichend.

In einer Teamsitzung muss das überarbeitete Pflegekonzept allen Mitarbeitern bekannt gemacht werden. Falls Sie keine Änderungen am Pflegekonzept vornehmen, sollten Sie die nächste Aktualisierung wieder auf zwei Jahre terminieren und dieses Ergebnis ebenfalls den Mitarbeitern mitteilen.

7.3   Stellenbeschreibungen

»Die Stellenbeschreibung ist ein sehr brauchbares Personalinstrument im Personalmanagement, wie für den Arbeitnehmer, die Abteilung, den Vorgesetzten und der Geschäftsführung. Sie helfen bei Reorganisationen, Zeugniserstellung, Stelleninseraten, Qualifikationen und vielen anderen Situationen...« (vgl. www.berufszentrum.de/stellenbeschreibungen.html, Zugriff am 25.04.2008)

Die Mindestanforderungen an eine Stellenbeschreibung sind:
- Vor- und Zuname des Stelleninhabers
- Stellenumfang (kann auch lauten: »Siehe Arbeitsvertrag«)
- Vertretung
- Ziele der Stelle
- Aufgaben der Stelle
- Datum und Unterschrift des Stelleninhabers
- Datum und Unterschrift des Arbeitgebers

Erstellen Sie ein einheitliches Layout für Stellenbeschreibungen. Nach zwei Jahren sollten Sie die Stellenbeschreibungen auf Aktualität überprüfen. Vor allem die Aufgaben einer Stelle können sich in diesem Zeitraum geändert haben.

Alle folgenden Stellenbeschreibungen dienen der ersten Übersicht und sind als Mustervorlage zu verstehen. Aufgrund der verschiedenen Zuständigkeiten in den verschiedenen Pflegeeinrichtungen sind die Aufgaben und Ziele nicht immer gleich.

In den Stellenbeschreibungen finden Sie Textsequenzen, die sich für verschiedene Stellen eignen, aber auch Aufgaben oder Ziele, die nur bestimmte Stellen ausfüllen können. Auch die fachlichen und persönlichen Aufgaben sind nicht zwingend zu übernehmen. So muss z.B. in einem ambulanten Pflegedienst die Hygienebeauftragte keine zweijährige Weiterbildung vorweisen. Hier reicht eine berufsbegleitende Weiterbildung, die in der Regel nur einige Monate dauert.

7.3.1 Verantwortliche Pflegefachkraft (ambulant/stationär)

Der Umfang einer Stellenbeschreibung für eine verantwortliche Pflegefachkraft bzw. Pflegedienstleitung kann sehr groß sein. Da schon der Titel aussagt, dass die Stelleninhaberin die größte Verantwortung in der Pflegeeinrichtung innehat, treffen sehr viele Tätigkeiten auf diese Stelle zu.

Eine Unterteilung in Ober- und Unterpunkte ist hier also sinnvoll. Es sollten nicht alle Tätigkeiten im Einzelnen aufgeschrieben werden, sondern immer nur einzelne Stichpunkte unter den Oberpunkten zur Verdeutlichung.

Stellenbeschreibung für die verantwortliche Pflegefachkraft (ambulant)

Arbeitsbereich: Ambulanter Pflegedienst X Y, Musterstr. 1, 11111 Mustern
StelleninhaberIn:
Arbeitszeit: 40,0 Std.
Vergütung: siehe Arbeitsvertrag
Vertretung: stellvertretende PDL

Fachliche Voraussetzungen:
- Abgeschlossene Berufsausbildung als Gesundheits- und Krankenpfleger/in oder Altenpfleger/in (Achtung: In einigen Bundesländern ist ein/e Altenpfleger/in nicht als Leitung eines ambulanten Dienstes anerkannt!)
- Mindestens zwei Jahre Berufserfahrung in der Kranken- oder Altenpflege in den letzten 5 Jahren, davon mindestens 2 Jahre in der ambulanten Pflege
- Abgeschlossene Weiterbildungsmaßnahme mit der Befähigung zur Leitung eines Pflegedienstes
- Fundierte Kenntnisse in der Bedienung von Computern
- Gültiger Führerschein der Klasse B

Ziel der Stelle:
- Führung des Pflegedienstes
- Umsetzung und Überwachung der Umsetzung des Pflegekonzepts
- Erfüllung und Einhaltung der gesetzlichen Vorgaben
- Verbesserung und Umsetzung von Konzepten und Standards
- Sicherung der Wirtschaftlichkeit
- Repräsentation des Pflegedienstes nach Außen
- Sicherung, Förderung und Erhaltung der Mitarbeiterzufriedenheit
- Sicherung und Förderung der Teilnahme von Mitarbeitern an Fortbildungen
- Teilnahme an Fort- und Weiterbildungen

▶

Aufgaben der Stelle:

Personalbezogene Aufgaben:
- Erstellung, Aktualisierung, Abrechnung und Kontrolle des Dienstplans einschließlich Urlaubsplanung
- Ermittlung des Personalbedarfs
- Bereithaltung von Personal bei Vertretungssituationen
- Durchführen und Bewerten von Einstellungsgesprächen
- Selbstständiges Verfassen von Arbeitszeugnissen

Klientenbezogene Aufgaben:
- Durchführung von Erstbesuchen
- Durchführung von Pflegeberatungsbesuchen nach § 37 SGB XI
- Überwachung, Anleitung und Durchführung von ärztlichen Anordnungen
- Anleitung von Angehörigen
- Teilnahme bei MDK-Begutachtungen zur Einstufung in Pflegestufe
- Beratung zu weiteren sozialen Angeboten, z. B. Tagespflege, Kurzzeitpflege

Qualitätsbezogene Aufgaben:
- Beschaffung und Bereitstellung von Fachliteratur
- Organisationen und Durchführung von Qualitätszirkeln, Teamsitzungen
- Kontrolle des Qualitätsmanagementsystems für die Einrichtung
- Erstellung eines Fortbildungsplan
- Organisation und ggf. Durchführung von Fortbildungen
- Überwachung der Durchführung des Pflegeprozesses
- Durchführung und Überwachung von Pflegevisiten, Fallbesprechungen, Kunden- und Mitarbeiterbefragungen
- Umsetzung von Pflegestandards
- Teilnahme an Angehörigenabenden, Info- und Werbeveranstaltungen

Verwaltungsaufgaben:
- Informationsweitergabe an Geschäftsführung
- Anforderung von Rezepten, ärztlichen Verordnungen nach SGB V
- Mitplanung bei Um-, An- und Neubauten
- Ermittlung von Neuanschaffungen
- Aufnahme und Beseitigung von Schäden und Mängeln
- Budgetplanung

Sonstiges:
- Teilnahme an der Rufbereitschaft.
- Der Arbeitgeber kann die Stellenbeschreibung verändern, präzisieren und anpassen.

Mustern, den   Mustern, den

_____   _____

Unterschrift d. Arbeitgebers   Unterschrift d. Arbeitnehmers

Stellenbeschreibung für die verantwortliche Pflegefachkraft (stationär)

Arbeitsbereich: Alten- und Pflegeheim
                    Tagespflegestätte
                    Krankenhaus
StelleninhaberIn:
Arbeitszeit: 40,0 Std.
Vertretung: stellvertretende PDL

Fachliche Voraussetzungen:
- Abgeschlossene Ausbildung zur/zum Gesundheits- und Krankenpfleger/in oder Altenpfleger/in
- Abgeschlossene Weiterbildung zur Pflegedienstleitung
- Mind. 2 Jahre Berufserfahrung in der Leitung

Ziele der Stelle:
- Mitarbeiterführung
- Schaffung und Erhaltung eines angenehmen Betriebsklimas
- Koordination des Heimablaufs
- Sicherung einer wirtschaftlichen Betriebsführung
- Kooperation mit
- Professionell Vertretung der Einrichtung nach Außen
- Förderung der Zusammenarbeit mit Angehörigen und anderen Berufsgruppen

Aufgaben der Stelle:

Bewohnerbezogene Aufgaben:
- Sicherung der optimalen pflegerischen und psychosozialen Betreuung der Bewohner
- Kontrolle und Beobachtung der Betreuung und Pflege
- Sicherung der aktivierenden Pflege der Bewohner
- Umsetzung von Pflegestandards

Personalbezogene Aufgaben:
- Erstellung des Dienst- und Urlaubsplans
- Einhaltung und Kontrolle der Vorschriften nach HeimG
- Umsetzung einer zeitgemäßen und sachgerechten Personalpolitik
- Sicherstellung der ständigen Weiterbildung des Personals
- modernes und sachgerechtes Personalmanagement

Verwaltungsbezogene Aufgaben:
- Mitwirkung bei Fragen rund um die Kostenübernahme
- Mithilfe beim Abschluss von Pflegeverträgen
- Erstellung und Aktualisierung der Warteliste

Sonstiges:
- Der Arbeitgeber kann die Stellenbeschreibung verändern, präzisieren und anpassen.

Mustern, den   Mustern, den

_____   _____
Unterschrift d. Arbeitgebers   Unterschrift d. Arbeitnehmers

7.3.2 Stellvertretende Pflegedienstleitung (ambulant/stationär)

Entsprechend der Stellenbeschreibung für die verantwortliche Pflegefachkraft ergeben sich für die stellvertretende Pflegedienstleitung ähnliche Aufgaben und ausgewählte »eigene Aufgaben«.

Da die stellvertretende Pflegedienstleitung die Aufgaben der Pflegedienstleitung normalerweise nur im Krankheits- und Urlaubsfall komplett übernimmt, sind in der individuellen Stellenbeschreibung für die stellvertretende Pflegedienstleitung all die Aufgaben detailliert gelistet, die den Alltag bestimmen.

Stellenbeschreibung für die stellvertretende Pflegedienstleitung (ambulant)

Arbeitsbereich: Ambulanter Pflegedienst X Y, Musterstr. 1, 11111 Mustern
StelleninhaberIn:
Arbeitszeit: 40,0 Std.
Vertretung: Pflegefachkräfte

Fachliche Voraussetzungen:
- Pflegefachkraft
- Jahre Berufserfahrung in der Pflege

Ziele der Stelle:
- Beachtung der Qualitätspolitik und des Pflegeleitbildes des Pflegedienstes
- Aktive Förderung des guten Betriebsklimas
- Wirtschaftlicher Umgang mit Betriebsmitteln
- Entwicklung und Sicherung der Qualität
- Beachtung der gesetzlichen Bestimmungen

Aufgaben der Stelle:
- Beobachtung und Weitergabe von Informationen
- Pflege und Begleitung Sterbender
- Organisatorische Aufgaben in Vertretung der Pflegedienstleistung
- Psychosoziale Betreuung von Klienten
- Beratung von Klienten und Angehörigen
- Übernahme von Erst- und Aufnahmegesprächen
- Teilnahme an externen Veranstaltungen

Sonstiges:
- Die Stellenbeschreibung der Pflegefachkraft ist weiterhin gültig.
- Der Arbeitgeber kann die Stellenbeschreibung verändern, präzisieren und anpassen.

Mustern, den   Mustern, den

_____   _____
Unterschrift d. Arbeitgebers   Unterschrift d. Arbeitnehmers

Stellenbeschreibung für die stellvertretende Pflegedienstleitung (stationär)

Standort: Alten- und Pflegeheim
Tagespflegestätte
Krankenhaus
StelleninhaberIn:
Funktion vertritt:
Arbeitszeit: 40,0 Std.

Fachliche Voraussetzungen:
- Abgeschlossene Ausbildung zur Krankenschwester, Altenpflegerin
- Evtl. abgeschlossene Weiterbildung zur Pflegedienstleitung bzw. die Einwilligung zur Weiterbildung
- Mind. zwei Jahre Berufserfahrung im stationären Pflegebereich
- In den letzten zwei Jahren Berufstätigkeit in der stationären Pflege

Funktion:
- Vertretung der Pflegedienstleitung in deren Abwesenheit

Ziele der Stelle
- Übernahme aller anfallenden Aufgaben der Pflegedienstleitung in deren Abwesenheit (bezugnehmend auf die Stellenbeschreibung der verantwortlichen Pflegefachkraft/Pflegedienstleitung)
- Vertretung der Einrichtung nach außen

Gelesen und als Bestandteil meines Arbeitsvertrages anerkannt:

Ort, Datum   Ort, Datum

_____   _____

Unterschrift d. Mitarbeiterin   Unterschrift Arbeitgeber

7.3.3 Pflegefachkräfte (ambulant/stationär)

Die Stellenbeschreibung der Pflegefachkraft ist für die Mitarbeiter eine Leitlinie zur täglichen Arbeit. Sämtliche anfallenden Aufgaben können nicht detailliert aufgenommen werden, da dies den Rahmen einer Stellenbeschreibung sprengen würde.

Die Stellenbeschreibung der Pflegefachkraft kann durch weitere spezifischere Stellenbeschreibungen ergänzt werden, wie z. B. Qualitätsmanagementbeauftragte, Hygienebeauftragte, usw.

Stellenbeschreibung für Pflegefachkräfte (ambulant)

Arbeitsbereich: Ambulanter Pflegedienst XY, Musterstr. 1, 11111 Mustern
StelleninhaberIn:
Arbeitszeit: 30,0 Std.
Vertretung: andere Pflegefachkräfte

Fachliche Voraussetzungen:

- Abgeschlossene Ausbildung zur/zum AltenpflegerIn oder Gesundheits- und Kranken-pflegerIn oder Kinderkrankenschwester/-pfleger
- Aktuelles Wissen zu Notfallmaßnahmen
- Gültiger Führerschein Klasse B

Ziele der Stelle:

- Erkennen von Pflegeproblemen und Ressourcen
- Durchführung der Pflege nach dem Pflegekonzept
- Anleitung und Unterstützung von Pflegehilfskräften
- Wirtschaftlicher Umgang mit Verbrauchsgütern

Aufgaben der Stelle:

- Durchführung von Grundpflege nach SGB XI
- Durchführung von Behandlungspflege nach SGB V
- Dokumentation des Pflegeprozesses
- Begleitung Sterbender und Unterstützung der Angehörigen
- Versorgung von Verstorbenen
- Beratung von Angehörigen
- Teilnahme an der Rufbereitschaft
- Teilnahme an Fort- und Weiterbildungen
- Umsetzung von Richtlinien und Standards
- Beaufsichtigung von Arbeiten untergeordneter Berufsgruppen

Sonstiges:

- Die Rufbereitschaftsdienste wird gesondert vergütet.
- Der Arbeitgeber kann die Stellenbeschreibung verändern, präzisieren oder

Mustern, den   Mustern, den

_____   _____

Unterschrift d. Arbeitgebers   Unterschrift d. Arbeitnehmers

Stellenbeschreibung Pflegefachkraft (stationär)

Name und
Adresse der Pflegeeinrichtung

Arbeitszeit: siehe Arbeitsvertrag
Vorgesetzte: Geschäftsführung, Pflegedienstleitung, stellvertretende Pflegedienstleitung
Vertretung: andere Pflegefachkräfte

Fachliche Voraussetzungen:
■ Abgeschlossene Ausbildung zur/zum Gesundheits- und KrankenpflegerIn oder AltenpflegerIn

Ziele der Stelle:
■ Durchführung von aktivierender Pflege
■ Planung und Umsetzung des Pflegeprozesses
■ Arbeiten nach wirtschaftlichen Gesichtspunkten
■ Umsetzung der Bezugspflege
■ Eigene Fortbildung

Aufgaben der Stelle:
■ Erkennen von Ressourcen, Problemen und Wünschen der Bewohner
■ Überprüfung des Pflegeprozesses
■ Aufbau funktioneller Beziehungen zu den Bewohnern und an der Pflege beteiligter
  Personen
■ Einhaltung von Hygienevorschriften und weiterer gesetzlichen Bestimmungen
■ Erkennen und Durchführen von notwendigen prophylaktischen Maßnahmen
  bei den Bewohnern
■ Unterstützung bei Arztbesuchen, -terminen
■ Teilnahme an Übergabegesprächen
■ Teilnahme an Fallbesprechungen
■ Anleitung von Praktikanten und Pflegehilfskräften

Persönliche Fähigkeiten:
■ Verschwiegenheit
■ Ruhe, Geduld und Ausgeglichenheit im Umgang mit den Bewohnern
■ Fähigkeit, sich auf neue bzw. veränderte Situationen einzulassen
■ Verantwortungsbereitschaft
■ Teamfähigkeit
■ Kreativität
■ Einfühlungsvermögen

Ort, Datum   Ort, Datum

_____   _____
Unterschrift d. Arbeitgebers   Unterschrift Arbeitgebers

7.3.4 Qualitätsbeauftragte (ambulant/stationär)

Die Stellenbeschreibung der Qualitätsbeauftragen ist in der Regel eine ergänzende Stellenbeschreibung, da die Stellenbeschreibung der Pflegefachkraft weiter gültig ist.
Im Einvernehmen mit der Pflegedienstleitung werden hier die Aufgabengebiete verteilt. Die Verantwortung für die Qualitätssicherung, -entwicklung und -umsetzung bleibt bei der Pflegedienstleitung.

**Name und Logo
Adresse der Pflegeeinrichtung**

Stellenbeschreibung für die/den Qualitätsbeauftragte/n

Arbeitsbereich: Ambulanter Pflegedienst
                   Seniorenheim
                   Krankenhaus
StelleninhaberIn:
Arbeitszeit: 30,0 Std.
Vertretung: Pflegedienstleitung

Fachliche Voraussetzungen:
- Abgeschlossene Berufsausbildung als Pflegefachkraft
- Mindestens fünf Jahre Berufserfahrung in der Kranken- oder Altenpflege, davon mindestens zwei Jahre in der ambulanten Pflege
- Anerkannte Weiterbildung als Qualitätsbeauftragte/r
- Fundierte Kenntnisse in der Bedienung von Computern
- Weiterbildung in Moderations- und Präsentationstechniken
- Gültiger Führerschein Klasse B

Ziel der Stelle:
- Der/die Qualitätsbeauftragte wirkt hauptsächlich daran mit, ein funktionierendes Qualitätsmanagementsystem zu installieren, umzusetzen und weiter zu entwickeln.
- Der/die Qualitätsbeauftragte steht Klienten, Angehörigen, Mitarbeitern und externen Partner beratend zur Seite.
- Der/die Qualitätsbeauftragte unterstützt die Pflegedienstleitung in der Umsetzung von Verfahren und gesetzlichen Änderungen und Neuerungen.

Aufgaben der Stelle:
- Qualitätskonzept und Standards für die Einrichtung (einschließlich Führung und Evaluation des QM-Handbuchs) aufbauen und ausbauen
- Qualitätsbezogene Aufgaben erstellen, koordinieren, genehmigen und – soweit möglich – zu entscheiden
- Fehlermeldungen, Beschwerden etc. auswerten
- Präventiven Maßnahmen zur Verhinderung von Qualitätsproblemen (Soll-/Ist-Analyse) vornehmen
- Überprüfung der Pflegedokumentation im Rahmen von Dokumentationsvisiten
- Durchführung von Pflegevisiten, Fallbesprechungen, Kunden- und Mitarbeiterbefragungen

▶

- Interne Audits und Qualitätsprüfungen durchführen
- Bei einrichtungsbezogenen Prüfungen mitarbeiten
- Erstellung und Auswertungen von qualitätsrelevanten Statistiken wie etwa die Zahl der auftretenden Dekubital-Ulcera
- Teilnahme und Mitarbeit an externen Qualitätssicherungsmaßnahmen wie verbandsinterne Arbeitsgemeinschaften
- Organisation und Moderation von Qualitätszirkeln, internen Fortbildungsveranstaltungen etc.
- Selbst an Fortbildungen teilnehmen
- Informationsweitergabe des Qualitätsstandes an die Pflegedienstleitung (zum Beispiel Jahresbericht)
- Erstellung von qualitätsrelevanten Konzepten, Arbeitspapieren, etc.
- Erstellung eines Fort- und Weiterbildungsplans
- Beratung und Anschaffung von Fachliteratur
- Teilnahme an Angehörigenabenden, Info- und Werbeveranstaltungen
- Informationsmaterialien erstellen (vgl. *Müller* 2008)

Sonstiges:
- Die Stellenbeschreibung der Pflegefachkraft ist weiterhin gültig. Weitere Aufgaben können jederzeit der Stellenbeschreibung zugefügt werden.

Mustern, den   Mustern, den

_____   _____
Unterschrift d. Arbeitgebers   Unterschrift d. Arbeitnehmers

7.3.5 Pflegehilfskraft (ambulant und stationär)

Bei der Stellenbeschreibung der Pflegehilfskraft ist eine ausführliche Auflistung der Tätigkeiten sinnvoll. An keiner anderen Stelle können die Tätigkeiten für den Mitarbeiter so deutlich sichtbar gemacht werden wie hier.

Stellenbeschreibung für die Pflegehilfskraft (Ambulanter Pflegedienst)

Arbeitsbereich:	Alten- und Pflegeheim
	Kurzzeitpflege
	Tagespflegeeinrichtung
Arbeitszeit:	30,0 Std.
Weisungsbefugte Personen:	Heimleitung
	Pflegedienstleitung
	Stellvertretende Pflegedienstleitung
	Wohnbereichsleitung
	Stellvertretende Wohnbereichsleitung
	Pflegefachkräfte
Vertretung:	andere Pflegehilfskräfte

Fachliche Voraussetzungen:
- Abgeschlossener Pflegegrundkurs mit mind. 200 Stunden
- Pflegeerfahrung
- Positive Grundeinstellung zu pflegebedürftigen Menschen

Ziel der Stelle:
- Unterstützung der Pflegefachkräfte
- Förderung der Klientenzufriedenheit
- Individuelle Pflege je nach Gesundheitszustand und Bedürfnis des Bewohners
- Sicherstellung des Pflegeprozesses
- Beachtung und Umsetzung des Pflegekonzepts
- Erkennen eigener Fähigkeiten

Aufgaben der Stelle:
- Grundpflegerische Versorgung der Bewohner einschließlich sämtlicher Prophylaxen
- Hauswirtschaftliche Versorgung einschließlich Nahrungszubereitung und Hilfe bei der Nahrungsaufnahme der Bewohner
- Mobilisation der Bewohner einschließlich Benutzung von Hilfsmitteln
- Begleitung der Bewohner zu Spaziergängen, Arztgängen, Frisör- und Fußpflegeterminen, Kirchgängen usw.
- Menschliche Zuwendung zu den Bewohnern
- Beobachten der Bewohner auf Veränderungen
- Beschäftigung und Aktivierung der Bewohner
- Dokumentation der durchgeführten Leistungen
- Weitergabe von Informationen an Pflegefachkräfte
- wirtschaftlicher Umgang mit Verbrauchsgütern
- aktive Förderung des guten Betriebsklimas
- Beachtung interner Richtlinien
- Einhaltung der Arbeitsschutzbestimmungen
- Einhaltung der Schweigepflicht

▶

Klausel:

Dem Arbeitgeber steht zu, die Stellenbeschreibung jederzeit zu überarbeiten und ggf. zu ergänzen und zu erweitern. Im Einzelfall von weisungsbefugten Personen übertragene Aufgaben sind zu erledigen.

Mustern, den   Mustern, den

_____   _____
Unterschrift d. Arbeitgebers   Unterschrift d. Arbeitnehmers

7.3.6 Praxisanleiter (ambulant/stationär)

Name
Adresse und Logo
der Pflegeeinrichtung

Stellenbeschreibung für die/den Praxisanleiter/in

Arbeitsbereich: Krankenhaus
Alten- und Pflegeheim
Ambulanter Pflegedienst
Arztpraxis
Rehabilitationseinrichtung
Arbeitszeit: Siehe Nebenabrede zum Arbeitsvertrag
Vertretung: benannte Vertretung, andere Pflegefachkräfte

Fachliche Voraussetzungen:
- Abgeschlossene Pflegefachausbildung (Altenpflege/Gesundheits- und Krankenpflege)
- Berufserfahrung, davon mindestens zwei Jahre in der Pflegeeinrichtung
- Abgeschlossene Weiterbildung zum Praxisanleiter in der Pflege
- Gültiger Führerschein Klasse B

Ziel der Stelle:
- Systematische und gründliche Einarbeitung neuer Mitarbeiter
- Systematische Anleitung von Auszubildenden, Praktikanten, Zivildienstleistenden und anderen Laienkräften
- Erhalt und Verbesserung der Arbeitsatmosphäre
- Besuch von Fort- und Weiterbildungsmaßnahmen

Aufgaben der Stelle:
- Regelmäßige Teilnahme an internen und externen Praxisanleitertreffen
- Bearbeitung und Aktualisierung des praktischen Ausbildungsplans
- Teilnahme an Praktischen Prüfungen, Tests und Praxisbegehungen durch die Ausbildungsstätten

▶

- Mithilfe bei der Durchführung von internen Fortbildungen
- Teilnahme bei Bewerbungsgesprächen mit Auszubildenden
- Selbstständige Durchführung der Anleitung einschließlich Erst-, Zwischen- und Endgespräche
- Selbstständige Durchführung von Nachweisen der Praxisanleitung
- Erster Ansprechpartner für neue Mitarbeiter, Praktikanten und Zivildienstleistende sein
- Durchführung von Praxisbegleitungen/Tourenbegleitung
- Selbstständige Weitergabe von Informationen anhand der Praxisanleitung an die Pflegedienstleitung ggf. an die/den Qualitätsbeauftragten
- Unter Rücksprache mit der Pflegedienstleitung Erstellung von Beurteilungen – Kontaktaufnahme zur Ausbildungsstätte der Auszubildenden, Praktikanten, usw.
- Schaffung von geeigneten Rahmenbedingungen für eine angemessene Einarbeitung

Sonstiges:

- Die Stellenbeschreibung der Pflegefachkraft ist weiterhin gültig.
- Im Bedarfsfall sind nach Anordnung von Vorgesetzten zusätzliche Aufgaben und Einzelaufträge zu übernehmen. Die in der Stellenbeschreibung aufgeführten Aufgabenbereiche können durch den Arbeitgeber ergänzt, verändert und/oder präzisiert werden.

Ort, Datum   Ort, Datum

_____   _____

Unterschrift d. Arbeitgebers   Unterschrift Arbeitgebers

7.3.7   Hygienebeauftragter (ambulant/stationär)

Name
Adresse und Logo der
Pflegeeinrichtung

Stellenbeschreibung für die/den Hygienebeauftragte/n

Arbeitsbereich: Krankenhaus, Alten- und Pflegeheim
                 Hospizeinrichtungen
                 Tagespflegeeinrichtung, Kurzzeitpflege
                 Ambulante Dienste, Arztpraxen
                 Soziale Gesundheitseinrichtungen
StelleninhaberIn:
Arbeitszeit: im Rahmen des Arbeitsvertrags
Vertretung: Pflegedienstleitung/Heimleitung

▶

Fachliche Voraussetzungen:
- Abgeschlossene pflegerische Fachausbildung
- Mind. 2 Jahre Berufserfahrung
- Abgeschlossene Weiterbildung zur Hygienefachkraft mit Kenntnissen zu Bakteriologie, Virologie, nosokomiale Infektionen
- EDV-Kenntnisse

Ziele der Stelle:
- Einhaltung und Umsetzung der aktuell gültigen Hygienevorschriften
- Unterstützung des Pflegekonzeptes und der Qualitätssicherung
- Erstellung und Aktualisierung des Hygieneplans
- Erstellung und Aktualisierung des Hygienekonzepts
- Motivation, Anleitung und Schulung der Mitarbeiter in Fragen der Hygiene

Aufgaben der Stelle:
- Beratung und Hilfestellung von Pflegefach- und hilfskräften, Hauswirtschaftspersonal usw. zu Hygienethemen
- Überwachung der Einhaltung von Hygienemaßnahmen
- Beratung zu Hygieneprodukten wie Handschuhe, Desinfektionsmittel usw.
- Teilnahme an externen Gremien zum Thema Hygiene
- Mitwirkung und Beratung bei Um- und Anbauten zu Hygienevorschriften
- Durchführung von Hygienevisiten
- Begleitung von Touren zur Hygienevisiten
- Informationsweitergabe an Pflegedienst- und Geschäftsleitung
- Durchführung von internen Fortbildungen
- Teilnahme an Qualitätszirkeln
- Teilnahme an Fort- und Weiterbildungen

Sonstiges:
Im Bedarfsfall sind nach Anordnung von Vorgesetzten zusätzliche Aufgaben und Einzelaufträge zu übernehmen. Die in der Stellenbeschreibung aufgeführten Aufgabenbereiche können durch den Arbeitgeber ergänzt, verändert und/oder präzisiert werden.

Mustern, den   Mustern, den

_____   _____
Unterschrift d. Arbeitgebers   Unterschrift d. Arbeitnehmers

7.3.8 Hauswirtschaftskraft (stationär)

Name
Adresse und Logo
der Pflegeeinrichtung

Stellenbeschreibung für die/den Hauswirtschaftskraft

Arbeitsbereich: Alten- und Pflegeheim XY, Musterstr. 1, 11111 Mustern
StelleninhaberIn:
Arbeitszeit: 30,0 Std.
Vertretung: andere Hauswirtschaftskraft

Fachliche/Persönliche Voraussetzungen:
- Abgeschlossene Schulbildung
- Teamfähigkeit
- Positive Grundeinstellung zu pflegebedürftigen Menschen und deren Angehörigen
- Verschwiegenheit

Ziel der Stelle:
- Hygienische Verarbeitung von Lebensmitteln
- Hygienischer Umgang mit Kleidungs- und Wäschestücken
- Erhalt und Verbesserung des Betriebsklimas
- Umsetzung des Pflegeleitbilds

Aufgabe der Stelle:
- Einsammeln, Reinigen, Bügeln und Verteilen der Wäsche
- Einweisung neuer Mitarbeiter
- Zubereiten von Mahlzeiten auf dem Wohnbereich nach Bedarf
- Weitergabe von Informationen an Pflegekräfte
- Anfallende Reinigungsarbeiten innerhalb des Wohnbereichs
- Wirtschaftlicher Umgang mit Verbrauchsgütern
- Umweltgerechte Entsorgung von Müll

Sonstiges:
Im Bedarfsfall sind nach Anordnung von Vorgesetzten zusätzliche Aufgaben und Einzelaufträge zu übernehmen. Die in der Stellenbeschreibung aufgeführten Aufgabenbereiche können durch den Arbeitgeber ergänzt, verändert und/oder präzisiert werden.

Mustern, den   Mustern, den

_____   _____
Unterschrift d. Arbeitgebers   Unterschrift d. Arbeitnehmers

7.3.9   Verwaltungsangestellte (ambulant/stationär)

Name
Adresse und Logo
der Pflegeeinrichtung

Stellenbeschreibung für die/den Verwaltungsangestellte/n

StelleninhaberIn:
Arbeitszeit: 38,5 Stundenwoche
Vorgesetzte: Geschäftsführung, Heimleitung
Vertretung: Hauptverwaltung, Pflegedienstleitung

Fachliche/Persönliche Voraussetzungen:
- Abgeschlossene kaufmännische Ausbildung
- Mind. 2 Jahre Berufserfahrung
- Einwandfreier Leumund
- Verschwiegenheit
- Positive Grundeinstellung zu pflegebedürftigen Menschen und deren Angehörigen

Ziele der Stelle:
- Abrechung mit den Kostenträgern (Pflegekassen, Krankenkassen, Sozialamt, Selbstzahler)
- Überwachung von Zahlungseingängen
- Führen der Betriebskasse
- Unterstützung der Geschäftsführung und Pflegedienstleitung

Aufgaben der Stelle:
- Verwaltungs- und Organisationsaufgaben wie Telefonate, Schriftverkehr
- Personalbuchhaltung wie Führen der Personalakte, Finanzbuchhaltung
- Rechungsbuchwesen
- Auftrags- und Rechnungswesen
- Teilnahme bei Controllingbesprechungen

Sonstiges:
Im Bedarfsfall sind nach Anordnung von Vorgesetzten zusätzliche Aufgaben und Einzelaufträge zu übernehmen. Die in der Stellenbeschreibung aufgeführten Aufgabenbereiche können durch den Arbeitgeber ergänzt, verändert und/oder präzisiert werden.

Mustern, den   Mustern, den

_____   _____
Unterschrift d. Arbeitgebers   Unterschrift d. Arbeitnehmers

7.3.10   Sonstige Mitarbeiter

Für all die anderen Mitarbeiter, die bei Ihnen beschäftigt sind, z. B.
- Praktikanten
- 1-Euro-Jobber
- Aushilfkräfte
- Hausmeister
- Zivildienstleistende
- Ergotherapeuten, Mitarbeiter der sozialen Betreuung
- Ehrenamtliche Mitarbeiter

können Sie kurz die Aufgaben, die dieser Personenkreis zu erledigen hat, auflisten.

7.4   Fachliteratur

Aktualisieren und überprüfen Sie ein- bis zweimal jährlich die Fachliteratur. So sollten laut QPR »aktuelle tätigkeitsbezogene Fachbücher« vorhanden sein, die allen Mitarbeitern zugänglich sind. Außerdem sollte mindestens eine »periodisch erscheinende Fachzeitschrift« abonniert werden. Achten Sie darauf, dass die Bücher intakt und sauber sind. Bücher, die älter als maximal fünf Jahre sind, sollten Sie gesondert vermerkt führen, wegwerfen brauchen Sie sie nicht. Sie sollten sich eine aktuelle Auflage kaufen, wenn Sie mit dem Buch zufrieden waren.

Ein gewisser »Grundbestand« an Fachliteratur sollte vorhanden sein. Achten Sie auch darauf, dass Sie nicht nur Fachliteratur über pflegerische Tätigkeiten aufführen, sondern auch für das Verwaltungspersonal und die Geschäftsleitung, so kann das aktuelle Telefonbuch, ein Rechtschreibratgeber und Computerbücher ebenso auf der Bestandliste stehen

7.4.1   Übersichts-/Bestandsliste

Führen Sie über alle in der Pflegeeinrichtung vorhandenen Fachbücher und Zeitschriften eine Übersichtliste. Anhand des Anschaffungsdatums können Sie auch überprüfen, wann ein Buch entsorgt bzw. ausgetauscht werden sollte.

Diese Übersichtsliste sollten Sie als Excel™-Tabelle führen. Fügen Sie eine Spalte mit der Bezeichnung »Kategorie« (Unterteilung z. B. Pflegepraxis, Pflegetheorie oder allgemeine Pflege, Demenz, Management, o.ä.) ein und aktivieren Sie einen sogenannten Autofilter. So können Sie aktuell sehen, wie viele Bücher Sie für die jeweilige Kategorie vorhalten können, in welchem Bereich aktuelle Anschaffungen anstehen usw.

Tabelle 6: Übersichts-/Bestandliste Fachliteratur.

Lfd. Nr.	Datum der Anschaf- fung	Buchtitel, Name des Autors, Erscheinungsjahr	Eigentümer (Name und Adresse)	Kategorie
1	02.01.04	Duden	Pflegedienst X Y Musterstr. 1 11111 Mustern	Ver- waltung
2	05.04.08	Was die PDL wissen muss Jutta König 2003	Sr. Simone Meier	Pflege – Theorie
3	15.07.04	Word für Dummies	Herr Jan Schön Hübschweg 5 11111 Mustern	Verwal- tung
4	09.01.07	Primary Nursing: Ein Konzept für die ambulante Pflege Hannelore Josuks, 2003	Pflegedienst X Y Musterstr. 1 11111 Mustern	Pflege – Theorie
5	03.04.07	100 Tipps für ambulante Pflegekräfte Sonja Fröse 2007	Pflegedienst X Y Musterstr. 1 11111 Mustern	Pflege – Praxis
6	15.05.07		Pflegedienst X Y Musterstr. 1 11111 Mustern	Pflege – Praxis
...	...	...	...	...
...	...	...	...	...
Datum: 17.01.2008	Freigabe durch: PDL	Signatur: FL-2-2007	Revisionsstand 2	Seite 1 von 1

7.4.2 Ausleihverzeichnis

Führen Sie eine Liste (= Ausleihverzeichnis) darüber auf, wer welches Buch ausgeliehen hat. Manche Bücher sollten Sie immer im Büro zum Nachschlagen belassen oder in doppelter Ausführung aufbewahren, damit bei Bedarf eine Diagnose oder die Durchführung bestimmter Pflegehandlungen nochmals nachgeschlagen werden können.

Vermerken Sie dann im oder deutlich auf dem Buch: »Nicht verleihbar« oder »nur im Büro (zu) lesen«. Zu diesen Büchern kann zum Beispiel eine Gesetzsammlung für Mitarbeiter gehören oder Informationen zum Arbeitsschutz.

Muster-Formular: Ausleihbestätigung

Pflegedienst X Y
Musterstraße 1
11111 Mustern

Hiermit bestätige ich, _____ , das Fachbuch

_____ ausgeliehen zu haben.

_____
Datum, Unterschrift Mitarbeiter

Muster-Formular: Ausleihverzeichnis

Titel des Buches	Verleih-datum	Mitarbeiter	Rückgabe-datum
Pflegeberichte endlich professionell schreiben	12.01.08	Sr. Heidi Blume	27.01.08
Alte Liebe	15.01.08	Elke Klein	17.01.08
Was die PDL wissen muss	02.02.08	Jan Schön	
Der 38-Stunden-Tag			
...	...	...	...
...	...	...	...
...	...	...	...
Datum	Freigabe durch	Signatur	Revisionsstand	Seite 1 von 1

Auch hier können Sie am Ende eines Jahres eine Auswertung machen:
- Wie oft sind Bücher ausgeliehen worden?
- Wer hat Fachbücher ausgeliehen?
- Wie lang war die durchschnittliche Ausleihfrist?
- Welche Bücher sind besonders häufig ausgeliehen worden?

Mit den vorliegenden Zahlen und Daten sollten Sie dann für das nächste Jahr planen, ob Ihre Mitarbeiter häufiger Bücher ausleihen sollten, wie Sie dies umsetzen wollen, ob Sie in teure Fachliteratur große oder kleine Beträge investieren möchten.

7.4.3 Anschaffung neuer Fachliteratur

Lassen Sie sich zu Beginn eines Jahres ein festes Budget für Fachliteratur geben. Sie können auch eigene Literatur zur Verfügung stellen. Markieren Sie Ihre Bücher und die Ihrer Kollegen mit Namen und Adresse. Bücher, die aus dem Budget der Pflegeeinrichtung angeschafft werden, versehen Sie mit einem Firmenstempel.

Übernehmen Sie in die Bestandliste, dass diese Bücher nur Leihgaben sind, so lange Sie oder der entsprechende Mitarbeiter in ihrer Einrichtung beschäftigt sind.

Erfragen Sie bei den Mitarbeitern Vorschläge, welche Bücher angeschafft werden sollen.

7.4.4 Bezug von Fachzeitungen und -zeitschriften

Im Prüfkatalog des MDK wird die Frage nach dem regelmäßigen Bezug von mindestens einer Fachzeitschrift gestellt. Lassen Sie sich vorerst kostenlose Probeexemplare zusenden. Überprüfen Sie mit Ihren Vorgesetzten und Mitarbeitern, wie die Zeitung oder Zeitschrift ankommt und welchen Nutzen Sie daraus ziehen können.

Wählen Sie nach
- Aktualität
- Preis
- Layout
- Praxisnähe
- Erscheinungshäufigkeit
- Verständlichkeit

aus.

7.5 Qualitätszirkel

7.5.1 Gründung und Ziele

> Bei einem Qualitätszirkel (QZ) handelt es sich um eine arbeitsbezogene Kleingruppe, die sich regelmäßig und in einem festgelegten Zeitrahmen trifft, um Probleme in ihrem Arbeitsbereich zu identifizieren, zu analysieren und zu lösen.

Ein Qualitätszirkel ist eine ständig bestehende Gruppe aus vier bis max. neun festen und wechselnden Mitgliedern. Diese Gruppengröße gewährleistet den höchsten Gruppeneffekt durch optimale Effektivität, Gruppenzufriedenheit und Produktivität.

7.5.2 Mitglieder

Die einzelnen Mitglieder des Qualitätszirkels können sowohl examinierte Pflegefachkräfte, als auch Pflegehilfskräfte sein. Das Thema des Qualitätszirkels bestimmt die Zusammensetzung der Mitglieder, z. B. beim Thema »Medikamentenpläne« besteht der Qualitätszirkel nur aus examiniertem Pflegepersonal, da nur diese mit dem Medikamentenplan umgehen.

Der Qualitätszirkel kann (muss aber nicht) vom Qualitätsbeauftragten moderiert werden. Es können auch kleinere Arbeitsgruppen gebildet werden, die dem Qualitätszirkel zuarbeiten.

Die Aufgaben und Voraussetzungen der QZ-Teammitglieder sind, u. a.:
- Verbesserungswille
- Einbringung des eigenen Wissens
- regelmäßige Teilnahme an den QZ- Treffen

7.5.3 Moderation

Die Aufgaben des QZ-Moderators sind, u. a.:
- Strukturierung der Gruppenarbeitsprozesse
- Schaffung eines innovativen Arbeitsklimas
- Förderung und Organisation des Ablaufs
- Präsentation der Ergebnisse ans Management

Der Moderator sollte sich nicht an der eigentlichen Diskussion beteiligen. Eine inhaltliche Beteiligung verhindert den reibungslosen Ablauf. Die Moderationstätigkeit ist in der Regel arbeitsintensiv genug.

7.6 (Experten-)standards und Pflegerichtlinien

»Das Deutsche Netzwerk für Qualitätsentwicklung in der Pflege (DNQP) ist ein bundesweiter Zusammenschluss von FachkollegInnen in der Pflege, die sich mit dem Thema Qualitätsentwicklung auseinandersetzen. Übergreifende Zielsetzung des DNQP ist die Förderung der Pflegequalität auf der Basis von Praxis- und Expertenstandards in allen Einsatzfeldern der Pflege.« (www.dnqp.de, Zugriff am 29.03.2008)

Seit 1999 arbeitet das Deutsche Netzwerk für Qualitätsentwicklung in der Pflege an der Entwicklung von nationalen Expertenstandards. Es steht dabei in nationaler und internationaler Kooperation mit anderen Pflegeverbänden und Arbeitsgemeinschaften.

Zurzeit sind folgende Expertenstandards erhältlich und für die Pflegeeinrichtungen umzusetzen:

- Dekubitusprophylaxe in der Pflege
- Entlassungsmanagement in der Pflege
- Schmerzmanagement in der Pflege
- Sturzprophylaxe in der Pflege
- Förderung der Harnkontinenz in der Pflege
- Pflege von Menschen mit chronischen Wunden in der Pflege

In den nächsten Jahren werden nach und nach folgende Expertenstandards entwickelt und veröffentlicht:

- Expertenstandard Schmerzmanagement bei chronisch nicht malignen Schmerzen (voraussichtlich 2008–2010)
- Expertenstandard Bedürfnis- und bedarfsgerechte Nahrungs- und Flüssigkeitsaufnahme bei pflegebedürftigen Menschen (voraussichtlich 2008–2010)
- Expertenstandard Pflege von demenziell Erkrankten (voraussichtlich 2009–2011)
- Expertenstandard Medikamentenmanagement (voraussichtlich 2010–2012)

»Der Lenkungsausschuss des DNQP geht davon aus, dass mit 10 bis 15 Expertenstandards die großen, Sektoren übergreifenden Qualitätsrisiken in der Pflege erfasst sein werden.« (Prof. Dr. Doris **Schiemann,** Deutsches Netzwerk für Qualitätsentwicklung in der Pflege (DNQP) an der Fachhochschule, Osnabrück)

7.6.1 Erstellung durch das DNQP

Die Erstellung eines Expertenstandards ist mit einem hohen Aufwand verbunden, da eine enorme Vorarbeit geleistet wird. Die Themen der Expertenstandards werden dabei zunächst in einem Lenkungsausschuss (zwölf Pflegeexperten/Pflegewissenschaftler) festgelegt.

Eine Expertenkommission erarbeitet gemeinsam mit einem Vertreter einer Patienten-/Betroffenen- bzw. Verbraucherschutzgruppe einen Entwurf des neuen Expertenstandards, wertet nationale und internationale Fachliteratur aus und diskutiert die Ergebnisse in einer öffentlichen Konsensus-Konferenz mit einem breiten Fachpublikum. Die Beiträge fließen in die weitere Bearbeitung des Expertenstandards ein.

In einer sechsmonatigen modellhaften Einführung in ausgewählte stationäre und ambulante Pflegeeinrichtungen wird der Expertenstandard auf Praxistauglichkeit und Akzeptanz erprobt. Ergebnisse aus der »Probe-Einführung« fließen ebenfalls in den Expertenstandard.

7.6.2 Anpassung an die eigene Pflegeeinrichtung

Die Expertenstandards sind allgemein gehalten. Manche Pflegeeinrichtungen können nicht alle Merkmale des Expertenstandards umsetzen, deshalb ist eine Anpassung an die eigene Pflegeeinrichtung notwendig.

Beim ersten Kontakt mit Expertenstandards sind diese meist nicht für jedermann sofort verständlich. Lesen und besprechen Sie den Expertenstandard in der Gruppe (Arbeitskreis, Qualitätszirkel) Schritt für Schritt.

Klären Sie, welche Punkte für Ihre Pflegeeinrichtung zutreffen und welche nicht, z. B. die Vorhaltung von Anti-Dekubitusmatrazen in ambulanten Pflegediensten. Strukturen und Maßnahmen, die nicht für Ihre Pflegeeinrichtung zutreffen, können Sie nicht in den für ihre Pflegeeinrichtung angepassten Standard aufnehmen.

7.6.3 Einführung in die Praxis

Logo der Pflegeeinrichtung		
Richtlinie 1	Dekubitusprophylaxe (anhand des Expertenstandards des DNQP)	
Definition: Haut- bzw. Gewebeschaden infolge von Minderdruchblutung bei fehlender Druckentlastung.	**Ziele:** Jeder dekubitusgefährdete Klient erhält eine individuelle Prophylaxe, die die Entstehung eines Dekubitus verhindert	
Strukturkriterien	**Prozesskriterien**	**Ergebniskriterien**
■ Die Mitarbeiter sind auf dem aktuellen Wissensstand zur Debubitusentstehung und Einschätzung des Dekubitusrisikos ■ Die Mitarbeiter beherrschen haut- und gewebeschonende Bewegungs-, Lageruns- und Transfertechniken ■ Lagerungshilfsmittel sind vorhanden	■ Die Pflegefachkraft beurteilt das Dekubitusrisiko bei der Aufnahme ■ Die Risikoeinschätzung wird mit Hilfe der Braden-Skala vorgenommen ■ Die Zeitabstände der Überprüfung sind bei jedem Klienten individuell festgelegt ■ Die Mitarbeiter gewährleisten aufgrund eines individuellen Bewegungsplanes sofortige Druckentlastung durch die regelmäßige Bewegung des Klienten, z. B. 30° Lagerung, Mikrobewegung, reibungsarmer Transfer, aktive und passive Bewegungsübungen	■ Eine aktuelle Einschätzung des Dekubitusrisikos liegt vor ■ Ein individueller Bewegungsplan liegt vor ■ Benötigte Hilfsmittel werden unverzüglich eingesetzt ■ Veränderungen werden im Pflegebericht dokumentiert ■ Die Dekubitusgefährdung und die durchzuführenden Maßnahmen sind allen an der Versorgung Beteiligten bekannt
Datum:	Freigabe durch:	Revisionsstand:	Wiedervorlage am:	Seite 1 von 1

7.6.4 Eigene Pflegerichtlinien

Zusätzlich zu den veröffentlichten Expertenstandards können Sie natürlich noch weitere Standards und Richtlinien entwickeln, die für Ihre Pflegeeinrichtung gelten.

So haben viele Pflegeeinrichtungen zum Beispiel Richtlinien zur
- Pneumonieprophylaxe
- Intertrigoprophylaxe
- Kontrakturenprophylaxe
- Thromboseprophylaxe
- Obstipationsprophylaxe
- Soor- und Parotitisprophylaxe
- Sturzprophylaxe
- Mobilisation und Lagerung
- (Ganz-)Körperpflege im Bett
- Reichen von Nahrung und Flüssigkeit.

Es kann eine Unterteilung in Pflegerichtlinien für allgemeinpflegerische Maßnahmen und Prophylaxen, sowie Pflegestandards für Maßnahmen nach SGB V durchgeführt werden. Pflegestandards sollten innerhalb der Pflegeeinrichtung den Charakter einer Dienstanweisung haben: Sie sind für alle Mitarbeiter verbindlich einzuhalten.

Pflegestandards und –richtlinien werden in einem Qualitätszirkel aus Pflegekräften, Pflegefachkräften und verantwortlichen Mitarbeitern, z.B. Praxisanleiter, Hygienebeauftragte/r, usw. besprochen, bearbeitet und vor Veröffentlichung durch die Pflegedienstleitung freigegeben.

Alle Mitarbeiter erhalten die Pflegestandards und -richtlinien ausgehändigt. Eine Schulung oder Einweisung bzw. Erklärung zu dem Umgang mit dem Pflegestandards und -richtlinien sollte zeitnah erfolgen.

Alle Pflegestandards und -richtlinien sind ins QM-Handbuch aufzunehmen. Alle zwei Jahre nach Veröffentlichung werden die Pflegestandards und -richtlinien evaluiert.

In der Evaluierungsphase der Pflegestandards und -richtlinien wird besonderes Augenmerk auf das Einpflegen von Punkten aus den vorliegenden Expertenstandards oder anderweitige Empfehlungen z.B. vom Robert-Koch-Institut gelegt.

7.7   Fallbesprechungen

Im Grunde sind alle Gespräche zwischen mindestens zwei Pflegekräften, in denen es um den Klienten und seine Versorgung geht Fallbesprechungen. In den QPR wird genau definiert, was eine Fallbesprechung ist:

»Mit Fallbesprechungen können Mitarbeiter im Pflegedienst die Pflegesituation eines Pflegebedürftigen mit dem Ziel einer Verbesserung seiner Lebenssituation diskutieren und Lösungen für Pflegeprobleme vereinbaren. Sie dienen der Entwicklung abgestimmter Verhaltens- und Vorgehensweisen.« (MDS 2005)

Häufig werden solche Gespräche, in denen es um die Verbesserung der alltäglichen Pflege, um das Lösen von Pflegeproblemen oder um den Austausch des Pflegepersonals geht, nicht schriftlich festgehalten. Aber ohne schriftliches Protokoll geht es nicht. Zum einen verlangt der MDK

»Nachweise« für Fallbesprechungen. Zum anderen lassen sich Verbesserungen oder Veränderungen bei einem Klienten nur schlecht überprüfen, wenn nichts Schriftliches vorliegt.

7.7.1 Konzept

In dem Fallbesprechungskonzept definieren Sie für ihre Pflegeeinrichtung den Begriff Fallbesprechung und welche Ziele sie damit verfolgen. Wie häufig sollen Fallbesprechungen durchgeführt werden? Wie und wer führt die Fallbesprechungen durch? Wer sammelt die Fallbesprechungsprotokolle? Wie können sie gewährleisten, dass möglichst alle Mitarbeiter die sich aus der Fallbesprechung ergebenen Maßnahmen und Informationen erhalten? Des Weiteren geben sie Einblick in die Auswertung der Fallbesprechungen.

Beispiel Fallbesprechungskonzept

Logo der Pflegeeinrichtung

Fallbesprechungskonzept

Fallbesprechungen sind gezielte Gespräche mit mindestens zwei Pflegekräften über die Versorgungssituation der uns anvertrauten Klienten.

Möglichst alle Mitarbeiter, die an der Versorgung beteiligt sind, sollen dadurch einen Weg zum Austausch von Informationen und Erfahrungen finden, der sich in der Verbesserung der Pflege widerspiegelt.

Die Häufigkeit der routinemäßig durchgeführten Fallbesprechungen richtet sich nach der Pflegestufe des Klienten. Bei Klienten der Pflegestufe 0, I und II finden mindestens zwei Fallbesprechungen im Jahr statt, bei Klienten der Pflegestufe III findet alle drei Monate eine Fallbesprechung statt.

Das Fallbesprechungsprotokoll wird für einen festgelegten Zeitraum zur Kenntnisnahme aller an der Pflege beteiligten Mitarbeiter in die Klientendokumentationsmappe abgeheftet. Anschließend wird das Fallbesprechungsprotokoll im Büro verwahrt.

Datum	Freigabe durch	Signatur	Revisionsstand	Wiedervorlage am:	Seite 1 von 1

7.7.2 Ablauf

Fallbesprechungen sind geplante Besprechungen zu einem Klienten bzw. zu einem bestimmten Problem in dessen Versorgung. Die Fallbesprechung sollte ausschließlich mit der Bezugspflegekraft bzw. mit dem multiprofessionellen Team gehalten werden.

Eine Pflegekraft wird im Vorfeld dazu bestimmt, das Protokoll zu führen. Ein Teilnehmer wird als Moderator benannt, damit sachlich und effizient beim Thema geblieben wird. Die Pflegedokumentation liegt zur Einsichtnahme bereit.

Jedes Teammitglied kann seine Vorschläge zur Verbesserung der Pflege einbringen. Erfahrungswerte können genannt werden, ebenso bereits durchgeführte Maßnahmen und deren Erfolge. An die in der Fallbesprechung bestimmten Maßnahmen haben sich erstmal alle Pflegekräfte zu halten. Nach einer festgelegten Zeit wird die Wirkungsweise der Maßnahme überprüft. Erfolgreiche Maßnahmen werden in die Pflegeplanung aufgenommen.

7.7.3 Protokoll

Beispiel für ein Fallbesprechungsprotokoll

Fallbesprechung	
Klienten Vor- und Zuname	
Datum	
anwesende Pflegekräfte	
Anlass der heutigen Fallbesprechung	▪ turnusgemäß ▪ Anlassbezogen (siehe Problembeschreibung)
heute anzusprechende Themen (bitte ankreuzen)	▪ Pflegeplanung (z.B. Pflegeprobleme, Ressourcen, Verbesserungen oder Verschlechterungen, Erhöhung des Aufwandes, pflegerische Maßnahmen und ihre Wirkung, Reaktionen des Bewohners, Hilfsmittel) ▪ medizinische Behandlungspflege (z.B. aktuelle medizinische Diagnosen, ärztliche Anordnungen, Kontrollmaßnahmen, Prognose, Zustand des Bewohners, Dekubitusprophylaxe, Wundversorgung) ▪ psychosoziale Betreuung (z.B. Integration in die Gruppe, Verhaltensauffälligkeiten) ▪ weitere Themen
Problembeschreibung	
Ergebnis	
Überprüfung der Ziele erfolgt am	
Anmerkungen	
Informationsweitergabe an	▪ Pflegedienstleitung ▪ weitere: _____

7.7.4 Auswertung

Eine jährliche Auswertung der Fallbesprechungen ist sinnvoll. Hieran können Sie und die Mitarbeiter erkennen, bei wie vielen der durchgeführten Fallbesprechungen die vorgelegenen Probleme gelöst werden konnten, welche Probleme eventuell gar nicht mehr aufgetreten sind usw.

Sie können auch auswerten, ob Fallbesprechungen routinemäßig durchgeführt werden oder nur problembezogen. Die Auswertung sollte den Mitarbeitern zugänglich gemacht werden, mit dem Ziel einzelne Punkte, die ihrer definierten Qualitätsvorstellung (noch) nicht entsprechen, verändern zu können.

7.8 Beschwerdemanagement

Eine eindeutige Definition des Wortes Beschwerde gibt es nicht, da auch Anregungen, Wünsche und Fragestellungen als Beschwerde ausgelegt werden können. Das Wort Beschwerde ist in Deutschland recht negativ besetzt. In den wenigsten Fällen von Unzufriedenheit beschwert sich der Betroffene. Das kann verschiedene Gründe haben:
- Man ist schon wegen der Situation unzufrieden und hat nun noch die Aufgabe sich zu beschweren.
- Unklarheit darüber, ob einem überhaupt geholfen werden kann.
- Befürchtung negativer Konsequenzen aufgrund der Beschwerde.

> Ziel des Beschwerdemanagements ist es, die Zufriedenheit der Klienten und/oder der Angehörigen wieder herzustellen.

An der Beschwerde beteiligte Personen sind der Beschwerdeführer, die Person, die die Beschwerde äußert. Der Beschwerdeempfänger, der die Beschwerde aufnimmt und der Beschwerdebearbeiter. Dies kann sowohl der Beschwerdeempfänger sein, aber auch eine dritte Person.

Das Beschwerdemanagement umfasst die Schritte
- Beschwerdestimulation
- Beschwerdeaufnahme
- Beschwerdebearbeitung
- Beschwerdereaktion
- Beschwerdeauswertung
- Beschwerdecontrolling

Unter Beschwerdestimulation werden sämtliche Maßnahmen verstanden, die dazu dienen, Beschwerden aufnehmen zu können. Das sind ganz konkret die Einweisung der Mitarbeiter ins Beschwerdemanagement, das Ausliegen von Beschwerdeformularen, der Hinweis aufs Beschwerdemanagement bei Neuaufnahme oder im Pflegevertrag, ein öffentlich angebrachter Beschwerdebriefkasten, usw.

Die Beschwerdeaufnahme ist einer der wichtigsten Schritte beim Beschwerdemanagement, da hier ein richtiger oder falscher Ton den weiteren Gang der Beschwerde maßgeblich beeinflusst. Deeskalisieren Sie bzw. Ihre Mitarbeiter zuerst die Situation. Nehmen Sie sich des Beschwerdeführers an und finden Sie einen ruhigen Raum zur sachlichen Darstellung der Situation. Hier kann die Dokumentation der Beschwerde hilfreich sein.

Die Beschwerdeaufnahme umfasst auch die Aufgabe der Selektion, ob eine Anregung oder geäußerte Kritik als Beschwerde weiter bearbeitet werden muss oder ob mit einer Handlung Abhilfe geschaffen werden kann.

Als nächster Schritt des Beschwerdemanagements folgt die Beschwerdebearbeitung. Hier wird nach einer oder mehreren Lösungen gesucht, die alle Beteiligten möglichst zufriedenstellt. In vielen Fällen sind schnell Lösungen gefunden, die teilweise in dieser Form bleiben können oder zu einem späteren Zeitpunkt noch einmal überarbeitet werden müssen. Auf jeden Fall muss der Beschwerdeführer so früh wie möglich über die Lösung bzw. den Bearbeitungsstand seiner Beschwerde informiert werden!

In der Beschwerdereaktion wird dokumentiert, wie die Beteiligten mit der vorgeschlagenen Lösung umgehen: Greift die Lösung ganz oder nur teilweise, ist sie von allen Mitarbeitern umsetzbar, welche Auswirkungen hat die Lösung auf den Klienten, dessen Angehörigen und den Mitarbeitern?

Als letzten Schritt des Beschwerdemanagements ist die Auswertung zu sehen. Die Beschwerden können in Ursachengruppen unterteilt werden. Was war der Auslöser der Beschwerde? Ein Organisationsproblem, ein Verständigungsproblem oder etwas völlig anderes? In wie vielen Schritten ist man zur endgültigen Lösung gelangt? Traten danach nochmals Beschwerden auf? Sind alle Beteiligten mit der Lösung einverstanden?

Nur durch die Beachtung aller Schritte ist der Prozess der Verbesserung, die durch das Beschwerdemanagement angestrebt wird, umsetzbar.

7.8.1 Beschwerdekonzept

Inhalt eines Beschwerdekonzepts ist als wichtigster Punkt das Verhältnis zu Beschwerden in der Pflegeeinrichtung. Wie reagieren Sie und ihre Kollegen und Mitarbeiter, wenn Beschwerden von Angehörigen, Ärzten o. ä. auf sie zu kommen? Sie sollten Beschwerden nicht als Kritik an der (eigenen) Arbeit sehen, sondern als einen Beitrag zur Verbesserung. Dieser Gedanke muss aus Ihrem Beschwerdekonzept hervorgehen.

Das Beschwerdekonzept regelt auch, was für Ihre Pflegeeinrichtung eine Beschwerde ist, wer diese aufnimmt und bearbeitet.

Das Aufnehmen einer Beschwerde, auch wenn diese geäußert worden ist, ist nicht immer gewünscht. Noch immer haben eine Vielzahl von Klienten, Angehörigen usw. die Bedenken, dass der Betreute nach der Beschwerde schlecht oder schlechter behandelt werden könnte. Diese Sorgen müssen Sie und Ihre Mitarbeiter den Klienten und Angehörigen mit dem Verhalten und Umgang mit Beschwerden nehmen.

Beispiel für ein Beschwerdekonzept

Beschwerdekonzept

Im Rahmen unseres Qualitätsmanagements ist es uns ein wichtiges Anliegen, eine kontinuierliche Verbesserung unserer Leistungen zu erreichen.

Deshalb sehen wir Beschwerden von Angehörigen, den Klienten oder anderen an der Pflege beteiligten Personen und Berufsgruppen als positives Signal zur eigenen Verbesserung.

Durch das Beschwerdemanagement wird die Auseinandersetzung mit Anregungen und Kritik gefördert. Die Zufriedenheit unserer Klienten und/oder deren Angehörigen soll (wieder) hergestellt werden.

Wir fördern die Beschwerdeaufnahme durch Schulung der Mitarbeiter zum Thema. Beschwerden werden auf einem einheitlichen Beschwerdeformular systematisch erfasst und bearbeitet. Die Mitarbeiter haben jederzeit Zugang zum Beschwerdeformular.

Ziel ist eine möglichst rasche und zufrieden stellende Beschwerdebearbeitung. Einmal jährlich findet eine Beschwerdeauswertung statt.

Datum:	Freigabe durch:	Signatur	Revisionsstand	Wiedervorlage am:	Seite 1 von 1

7.8.2 Beschwerdeformular

Das Beschwerdeformular dient der systematischen Erfassung der Beschwerden und auch dem Beschwerdeführer, die Gründe der Beschwerde rational zusammenzufassen. Die Beschwerde sollte nach dem Einverständnis des Beschwerdeführers durch Mitarbeiter in ruhiger Atmosphäre aufgenommen werden.

Dem Beschwerdeführer sollte nicht »zugemutet« werden, das Beschwerdeformular selbst auszufüllen (häufig ist dies der Fall bei Warenrücksendungen.)
Beispiel für ein Beschwerdeformular

Logo der Einrichtung

Beschwerdeformular

Datum der Beschwerde: Aufgenommen am:
Aufgenommen durch:

Name des Beschwerdeführers:
Erreichbarkeit für Rückmeldung:

Grund der Beschwerde:

Vorgeschlagene Lösung:

Endgültige Lösung gefunden?   ❏ Ja   ❏ Nein   ▶

Weitere Lösungen:					
Rückmeldung an Beschwerdeführer:					
Datum:	Freigabe durch:	Signatur	Revisionsstand	Wiedervorlage am:	Seite 1 von 1

7.8.3 Beschwerdeauswertung

Zusammen mit der Pflegedienstleitung und Geschäftsführung sollten Sie mindestens einmal jährlich eine Beschwerdeauswertung durchführen. Sie können auch die Beschwerdeauswertung auf einzelne Fachbereiche oder Stationen herunter brechen.

Die Auswertung dient übergeordnet für
- Verbesserung des Beschwerdemanagements an sich
- Einteilung in verschiedene Bereiche, z. B. organisatorische Beschwerden, pflegerische Beschwerden, verwaltungsbezogene Beschwerden
- Finden von übergeordneten Lösungen
- Um sich neu auf die Beschwerdestimulation einzustimmen.

Die Beschwerdeauswertung wird im Rahmen einer transparenten Arbeitsweise dem gesamten Team vorgestellt. Bewertet wird vor allem auch der Beschwerdemanagementprozess, weniger die Häufigkeit der Beschwerden. Es ist wichtig zu wissen, wie eine Einrichtung mit dem Beschwerdemanagement umgeht.

7.9 Interne Kommunikation

»Man kann nicht NICHT kommunizieren.«
(Paul Watzlawick, schweizer Psychotherapeut)

In der Pflege, in der Ihnen Menschen anvertraut sind, ist es überaus wichtig, Informationen schnell an alle Beteiligten weiterzugeben. Häufig ist die fehlende bzw. mangelnde Information oder das Missverstehen von Informationen Grund von Missstimmungen oder gar weitreichenden Fehlern.

Daher müssen Verfahren, Methoden und Maßnahmen existieren, die die Kommunikation zwischen allen Ebenen sicherstellen und gewährleisten. Mangelnde Informationen führen zu Demotivation der Mitarbeiter. Einblicke in die weitere Entwicklung der Pflegeeinrichtung können die Motivation, das Zugehörigkeitsgefühl und den Teamgeist fördern.

7.9.1 Teamsitzung/Wohnbereichssitzung/Stationssitzung

7.9.1.1 Häufigkeit, Ablauf und Dauer

Im Rahmen der internen Kommunikation sollten etwa einmal monatlich (wenn keine aktuellen Themen vorliegen oder die Teilnehmerzahl sehr begrenzt sein wird, können Sie auch eine Sommer-, Urlaubs- oder Winterpause einlegen) Teamsitzungen stattfinden, die für alle Mitarbeiter verpflichtend sein sollten.

Natürlich können bei Bedarf jederzeit in kürzeren Abständen Teamsitzungen abgehalten bzw. außerordentliche Teamsitzungen einberufen werden. Bei schwerwiegenden Konflikten, vielen und komplexen Tagesordnungspunkten oder Themen, bei denen das gesamte Team anwesend sein muss, kann auch die laufende Arbeit auf dem Wohnbereich oder während der Touren durch Fremdpersonal erbracht werden, damit wirklich alle beteiligten Mitarbeiter an der Teamsitzung teilnehmen können.

In größeren zeitlichen Abständen sollten teamübergreifende Sitzungen stattfinden. So kann von einander gelernt werden, wie in Einzelfällen entschieden worden ist, die Mitarbeiter lernen sich untereinander und die Arbeitssituation der anderen Kollegen besser kennen und das Gemeinschaftsgefühl wird gefördert.

Je nach in der Stellenbeschreibung verteiltem Aufgabengebiet übernimmt die Pflegedienstleitung, die stellvertretende Pflegedienstleitung, die Wohnbereichs- bzw. Stationsleitung oder die Qualitätsbeauftragte die Moderation, vielleicht auch nur für Teilbereiche der Teamsitzung.

Der Moderator lässt gleich zu Beginn der Teamsitzung eine Anwesenheitsliste oder Unterschriftenliste durchgehen.

Damit sich Probleme und Krisen nicht aufstauen, sollten diese Termine regelmäßig, am besten an festgelegten Wochentagen, stattfinden (siehe Kommunikationsmatrix). Mitarbeitern, die sich zu bestimmten Themen äußern möchten, sollte die Chance gegeben werden, sich den Dienst so einzurichten, dass sie bei der Sitzung selbst ihr Anliegen vorbringen können.

Eine einheitliche Ablaufstruktur sollte eingehalten werden. Sie können die einzelnen Tagespunkte auch vor der Teamsitzung auf die Flipchart schreiben, damit Ihnen die Mitarbeiter besser folgen können und Sie nicht den Faden verlieren.

7.9.1.2 Protokolle

Protokolle sollen kurz und sachlich informieren. Generell werden Protokolle in Ergebnis- oder Verlaufsprotokoll unterschieden. In Ergebnisprotokollen werden die behandelten Themen (meist TOP's = Tagesordnungspunkte) in eine logische Ordnung gebracht, mündliche Beiträge kurz erfasst und die Ergebnisse der Sitzung festgehalten.

In Verlaufsprotokollen werden Stichworte zum Ablauf der Sitzung, Vorschläge, Einwände und Begründungen (bei wichtigen Wortmeldungen mit Namenshinweis) notiert, Beschlüsse im Wortlaut mit Abstimmungsergebnis.

Alle Protokolle besitzen einen Protokollkopf mit Rahmenangaben wie Ort und Anlass, Teilnehmer, Leitung, Beginn und Ende der Sitzung.

- Im Vorfeld der Sitzung sollte geklärt werden, wer Protokollführer/Protokollant ist.
- Das Protokoll sollte zeitnah (noch am gleichen Tag) am Computer zum Protokolltext ausformuliert werden.
- Protokolle werden im Präsens geschrieben.
- Auf wertende und ausschmückende Adjektive wird verzichtet.
- Mitarbeiter, die nicht persönlich an der Sitzung teilnehmen konnten, lesen zeitnah das Protokoll, um »auf dem laufenden zu bleiben«.
- Die Protokolle sollten unaufgefordert an die nächst höhere Leitungsebene zur Information weitergegeben werden.
- Das Protokoll sollte bei der nächsten Sitzung laut verlesen werden und offiziell angenommen werden.

Beispiel für ein Teamsitzungsprotokoll

Logo der Einrichtung

Teamsitzungsprotokoll

Datum: 19.03.2007
Uhrzeit: 13.00 bis 13.35 Uhr

Anwesende: siehe Unterschriftenliste
Protokollant: Melanie Leicht
Bereich: Wohnbereich 2
Ort der Sitzung: Konferenzraum 1

Top 1 – Protokolländerung
Auf dem letzten Teamsitzungsprotokoll wird berichtigt, dass Frau Blum nicht bei der Firma »Essen & Trinken« beschäftigt ist, sondern bei der Logotherapiepraxis »Trinkgut«.

Top 2 – Fallbesprechung zu Frau Meier
s. Fallbesprechungsprotokoll

Top 3 – Urlaubssperre ab 15.12.2007
Wie auch im letzten Jahr gilt eine Urlaubssperre für alle Mitarbeiter ab dem 15.12.2007 bis einschließlich 02.01.2008. Für diesen Zeitraum wurden jedoch schon zwei Urlaubswünsche abgegeben, diese können keine Berücksichtigung bzw. Genehmigung finden. Die betreffenden Mitarbeiter werden von der Wohngruppenleitung direkt angesprochen.

Top 4 – Verschiedenes
Frau N. gibt an, dass sie Unstimmigkeiten bei der Aufgabenverteilung des Zwischendienstes bemerkt hat. Einige Kollegen haben Probleme, die Zeit zwischen Dienstbeginn und Dienstübergabe sinnvoll zu nutzen. Das Team bespricht Aufgaben für den Zwischendienst und nennt einen Ansprechpartner für den Zwischendienst, der Aufgaben benennen soll/kann.

Vorbereitung zum Sommerfest beginnen. Verteilung der Aufgaben durch WBL und PDL, Eintrag in Liste im Sekretariat.

Nächste Teamsitzung am 20.04.2007 um 13.00 Uhr

7.9.2 Organisations-/Büromanagementbesprechung

Wie auch immer Sie es nennen wollen, »Frühbesprechung«, »Wochenrunde«, »Kurzbesprechung« oder »Organisationsbesprechung« – immer ist ein kurzer Austausch gemeint, der nicht von Klienten handelt, sondern von organisatorischen Aufgaben geprägt ist.

Diese Besprechung kann zwischen der Pflegedienstleitung, der Hauswirtschaftsabteilung, dem Labor, der Verwaltung, dem Betriebsrat, der EDV-Zentrale, der Personalabteilung etc. stattfinden. Auch in einem kleinen Praxisteam ist die geplante und koordinierte Kommunikation sinnvoll. Themen können hierbei sein:

- Wer macht wann was?
- Wer braucht Info darüber?
- Wie gehen bestimmte Dinge von statten?
- Wird noch Hilfe benötigt?
- Gibt es aktuelle Probleme/Änderungen?
- Wie können diese geregelt werden?
- Sind mögliche Risiken ausgeschaltet, bzw. gibt es einen Plan B?
- Was wurde aus angeregten Vorschlägen, sind sie jetzt umgesetzt?
- Wer ist wann anwesend?
- Welche aktuellen Termine stehen an?
- Wer nimmt welche Termine wahr?
- Was wurde in anderen Gremien und Sitzungen besprochen?

7.9.3 Übergabe

Vor allem im stationären Bereich ist die Übergabe die häufigste Besprechung bzw. Form der internen Kommunikation. Primär dreht sich die Übergabe um die Klienten, jedoch kommt man auf diesem Wege häufig auch auf andere Themen, die nicht sofort besprochen und geklärt werden können. Diese Themen müssen dann ihren Platz in der nächsten Teamsitzung finden.

Zeitweise ergeben sich aus Gesprächen der Übergabe auch Fallbesprechungen. Diese sind dann gesondert zu dokumentieren. Die Übergabe muss sich in der Kommunikationsmatrix wiederfinden. Als Protokoll sind hierzu das Berichteblatt und die Pflegedokumentation des Klienten anzusehen.

7.9.4 Kommunikationsmatrix

Eine Kommunikationsmatrix ist eine Übersicht, meist in Form einer Tabelle, in der alle sich wiederholenden Besprechungen, Sitzungen usw. aufgeführt sind.

Des weitern zeigt sie an, wer bei welchen Besprechungen teilnimmt, wer wen bei Bedarf vertritt, ob ein Protokoll geschrieben wird, wer das Protokoll schreibt, an wen dieses Protokoll weitergeleitet wird und wo es letztlich abgeheftet bzw. archiviert wird.

Die in der Kommunikationsmatrix aufgeführten Protokolle müssen sich in der Dokumentationsmatrix wieder finden.

Tabelle 8: Kommunikationsmatrix.

Logo der Einrichtung

Kommunikationsmatrix

Art	Titel	Ort	Uhrzeit	Intervall	Dauer/ Ziele	Feste Mitglieder	Vertretung	Protokoll an
❏	Organisations-Besprechung	Büro	9.00 Uhr	Jeder Montag	Maximal 1 Stunde	PDL QMB Verwaltung	St. PDL	Mitglieder
❏	Teamsitzung	Büro	14.00 Uhr	Jeder 2. Dienstag	Maximal 1 Stunde	PDL	St. PDL	PDL
❏	Qualitätszirkel	Büro	14.00 Uhr	Jeder 1. Mittwoch im Quartal	Maximal 1,5 Stunden	QMB St. PDL		PDL
❏	Praxisanleiter-treffen	Büro	14.00 Uhr	Jeder 2. Mittwoch im Quartal	Maximal 1 Stunde	QMB		PDL
❏	Gremiensitzung	Büro	15.00 Uhr	Gesonderter Termin – 2 x jährlich	Maximal 2 Stunden	Geschäftsfüh-rung		Mitglieder
❏	Arbeitsgruppe Qualität	Büro		Jeden 2. Donnerstag	Maximal 2 Stunden	QMB		PDL

□	Controlling-Besprechung	Büro	10.30 Uhr	Jeden 3. Werktag im Monat	Maximal 1 Stunde	Geschäftsfüh-rung PDL	Verwaltung	Mitglieder
...		...	...	...	...	...		...
...		...	...	...	...	...		...
...		...	...	...	...	...		...

Legende

Operative Sitzung

Strategische Sitzung

Teilnehmer

Mitarbeiter

Pflegedienstleitung

Stellvertretende Pflegedienstleitung

Qualitätsmanagementbeauftragte

...

...

...

Datum:	Freigabe durch:	Signatur	Revisions-stand	Wiedervorlage am:	Seite 1 von 1

7.10 Fortbildungen

»Mitarbeiter können alles: wenn man sie weiterbildet, wenn man ihnen Werkzeuge gibt, vor allem aber, wenn man es ihnen zutraut.« (Hans-Olaf Henkel, dt. Topmanager)

Häufig wird den Mitarbeitern nachgesagt, dass sie sich nicht für Fortbildungen interessieren und sich nur einen schönen Tag machen wollen.

Ich habe weder das Gefühl noch die Erfahrung gemacht, dass Mitarbeiter sich vor Fortbildungen, die rechtzeitig bekannt sind und professionell vorgestellt werden, »drücken« wollen, uninteressiert sind oder diese als willkommene »Auszeit« ansehen. Im Gegenteil: Gute Fortbildungsmöglichkeiten von externen Anbietern werden vom Arbeitgeber oft nicht wahrgenommen und bleiben dem Mitarbeiter so verschlossen.

7.10.1 Interne Fortbildungen

Mit Interner Fortbildung wird meist eine Fortbildung von eigenen Mitarbeitern für eigene Mitarbeiter in den eigenen Räumlichkeiten verstanden.

Anders sind Inhouse-Schulungen, bei denen ein externer Dozent zu Ihnen in die Pflegeeinrichtung kommt und ihre Mitarbeiter schult. Diese Inhouse-Schulungen haben den Vorteil, dass die Kosten für Seminarräume entfallen, die Mitarbeiter keine weiten Wege zur Schulung haben und meist mehr Mitarbeiter daran teilnehmen können, da das Seminar pauschal bezahlt wird.

Bei Fortbildungen spielen die Kosten eine wichtige Rolle. Daher bieten sich interne Fortbildungen, die in Ihren Räumlichen und eventuell durch eigene Mitarbeiter durchgeführt werden besonders an.

Je nach Größe Ihrer Pflegeeinrichtung können bestimmte Fortbildungsthemen, z. B. Pflegekonzept, Pflegeleitbild, Hygieneplan usw. durch Praxisanleiter, Stationsleitungen, engagierte Pflegefachkräfte (eventl. Mitglieder des Qualitätszirkels) durchgeführt werden.

Als Qualitätsbeauftragte sind Sie auch für die Ermittlung des Schulungsbedarfs zuständig. D. h. Sie führen Förder- und Entwicklungsgespräche mit den Mitarbeitern und bestimmen den Fortbildungsbedarf (jährliche Pflichtschulungen nicht vergessen). Lassen Sie, wenn nur ein Mitarbeiter zur Fortbildung war, diesen anschließend vor seinen Kollegen über das Thema referieren.

> **Die Vorteile einer internen Fortbildung sind Kostenersparnis, höhere Mitarbeiterteilnahme sowie flexible und individuelle Themenauswahl.**

»Öffnen« Sie unter voriger Absprache mit der Pflegedienstleitung und Geschäftsführung ihre internen Fortbildungen für Mitarbeiter der Kooperationspartner.

Tipps zur Vorbereitung von internen Fortbildungen:
- Fortbildungsmaterial zum Thema sammeln
- Beginnen Sie rechtzeitig mit den Vorbereitungen.
- Sammeln Sie, wenn möglich von dem Teilnehmer im Vorfeld Fragen zum Thema.
- Überlegen Sie, welche Moderationsmittel sie verwenden möchten.
- Erstellen Sie für die Teilnehmer ein Hand-out.
- Klären Sie im Vorfeld ab, wer für die Verpflegung der Teilnehmer zuständig ist.
- Klären Sie die Räumlichkeiten rechtzeitig ab.
- Bereiten Sie sich die Teilnahmezertifikate bereits vor.

Tipps zur Verpflegung der Teilnehmer einer internen Fortbildung:
- Kaffee, Kaffeesahne, Zucker, Süßstoff und heißes Wasser in beschrifteten Thermoskannen bereit stellen
- Teebeutel und Abwurf für benutze Teebeutel bereit stellen
- Kalte Getränke (Wasser, Saft, Limonaden) bereit stellen
- Tassen, Untertassen, Gläser und Kaffeelöffel bereitstellen
- Servietten bereitstellen
- Gebäck und frisches Obst bereit stellen
- Eventuell frische Blumen
- Namensschild des Dozenten
- Eventuell Namensschilder für die Teilnehmer
- Bei ganztägigen Fortbildungen Möglichkeiten der Mittagspause nennen
- Bei Teilnehmern von Kooperationspartnern Räumlichkeiten erklären (Toilette, vorzufindende Ansprechpartner)
- Ausreichend Stifte und Papier zum Mitschreiben bereitstellen
- Evtl. Werbegeschenk der Pflegeeinrichtung verteilen

7.10.2 Externe Fortbildungen

Bei einer Vielzahl externer Anbieter können Sie und Ihre Mitarbeiter Fortbildungen zu den verschiedensten Themen rund um Pflege, Dokumentation, Organisation, Arbeitsschutz, Arbeits- und Zivilrecht und Qualitätsmanagement besuchen.

»Besonderer Wert muss auf den Theorie-Praxis-Transfer und die Evaluation der Fortbildungserfolge gelegt werden. Selbstpflegemaßnahmen wie Supervision, Stressbewältigung, Rückenschule etc. unterstützen die Mitarbeiterinnen in der Bewältigung der Arbeitsanforderungen. Die Teilnahme von Mitarbeiterinnen an berufsbegleitenden Weiterbildungen wird entsprechend den einrichtungsbezogenen Bedürfnissen unterstützt.« (König 2005)

Die Themen der Fortbildungen sind keineswegs völlig frei zu bestimmen. So gibt es einige Gesetze, die das regelmäßige Fortbildungsangebot regeln und die Themen bestimmen. z.B. Versorgungssituation der Klienten, pflegefachliche Schwerpunkte der Einrichtung, Versorgungsart, -strukturen, -netzwerke usw.

7.10.3 Teilnahmezertifikat

Entwerfen Sie für interne Fortbildungen Teilnahmezertifikate als Nachweis für die Mitarbeiter und für ihre Pflegeeinrichtung. Auf dem Teilnahmezertifikat sollte mindestens
- Name des Teilnehmers
- Dauer der Fortbildung
- Datum
- Thema
- Name des Dozenten

vermerkt sein.

Muster Teilnahmezertifikat (ambulant/stationär)

Pflegedienst X Y, Musterstr. 1, 11111 Mustern

Teilnahmezertifikat

für

_____
(Vor- und Zuname des Mitarbeiters)

Der/Die Teilnehmer/in war heute bei der internen Fortbildung zum Thema

_____
anwesend.

Die Fortbildung fand von _____ bis _____ Uhr statt.

Inhalte:
-
-
-
-

Mustern, den

_____   _____
Dozent d. Fortbildung   Unterschrift Pflegedienstleitung

7.10.4 Fortbildungsplan

Erstellen Sie gegen Jahresende den Fortbildungsplan fürs nächste Jahr. Wenn Sie bereits im Rahmen von Stationsbegehungen, Praxisanleitung, Einarbeitung u. ä. den Fortbildungsbedarf von einigen Mitarbeitern kennen, so sollten Sie die Mitarbeiter dementsprechend einteilen.

Außerdem sollten Sie zu bestimmten Themen alle Mitarbeiter schulen, z. B. zum Thema Hygiene oder zum Thema Notfallsituationen.

Tragen Sie
- Datum und Themen der internen Fortbildungen,
- Daten externer Fortbildungen und
- Teilnehmer

ein.

Je nach Arbeitsverteilung und Größe ihrer Pflegeeinrichtung werden folgende Punkte von der Verwaltung, Personalabteilung oder Pflegedienstleitung bearbeitet. Beachten sollten Sie bei der Erstellung und Aktualisierung des Fortbildungsplans jedoch auch Folgendes:

- Beachten Sie die gesetzlich geforderten Regelungen, den Bedarf Ihrer Einrichtung etc.
- Sammeln Sie alle Angebote von externen Anbietern und vergleichen Sie die Angebote nach Preis, Umfang, Entfernung und Erreichbarkeit des Veranstaltungsortes, usw.
- Nehmen Sie Ihre Praxisbegleitbögen zu Hilfe, um eventuell vorhandene Schwachstellen und Wissenslücken mit einer passenden Fortbildung zu schließen.
- Melden Sie Mitarbeiter rechtzeitig und am besten schriftlich zu externen Fortbildungen an, damit Ihnen die Teilnahmeplätze sicher sind.
- Lassen Sie sich eine Buchungsbestätigung zusenden.
- Achten Sie auf eine ausgewogene und gerechte Verteilung bei der Stundenanzahl der Fortbildungen, damit jeder Mitarbeiter in etwa auf die gleiche Stundenanzahl pro Jahr kommt.
- Stellen Sie den Fortbildungsplan Ihren Mitarbeitern vor und händigen Sie ihn aus.
- Bei Änderungen, Krankheit von Mitarbeitern, Absagen der Veranstalter aktualisieren Sie den Fortbildungsplan.
- Legen Sie den Fortbildungsplan als Excel-Tabelle an, dann können Sie sich mit der Funktion »Autofilter« nach Mitarbeiter, internen und externen Fortbildungen usw. einen schnellen Überblick verschaffen.
- Leiten Sie monatlich eine aktuelle Kopie des Fortbildungsplans an die Pflegedienstleitung und ggf. an die Geschäftsführung weiter.
- Überprüfen Sie einmal monatlich, ob die Termine eingehalten wurden. So sehen Sie aktuell, wie viele Fortbildungsstunden die Mitarbeiter haben.
- Überprüfen Sie, ob alle Teilnahmezertifikate in Kopie vorhanden sind, um in der Personalakte abgeheftet werden zu können.
- Besprechen Sie bei Inhouse-Fortbildungen im Vorfeld mit dem Dozenten, wie dieser sich die Fortbildung vorstellt und teilen Sie auch Ihre Vorstellung mit.

Musterformular Fortbildungsplan (gilt für ambulant und stationär)

Pflegedienst X Y Musterstr. 1, 11111 Mustern				
Fortbildungsplan 2009				
Datum	**Thema**	**Anbieter**	**Teilnehmer**	**Stunden-umfang**
07.01.	Interne Fortbildung Hygienemaßnahmen	Pflegedienst XY 11111 Mustern	Monika Blume Jan Schön Martha Els	1,0
19.01.	Erste Hilfe Grundkurs	Deutsches Rotes Kreuz Mustern	Helga Schmidt Walter Klein	6,0
03.02.	Fachtagung Alzheimer	Haus der Senioren	Hugo Müller Katja Schwarz	6,0
06.02.	Interne Fortbildung Sturzprophylaxe	Pflegedienst XY 11111 Mustern	Monika Blume Helga Schmidt	3,0
12.02.	Erste Hilfe Auffrischungskurs	Deutsches Rotes Kreuz Mustern	Eva Rose Walter Zeh Hugo Müller	6,0
17.02	Power Point Einführung	EDV-Profis Mustern	Walter Klein	6,0
12.03.	Sterbebegleitung	Hospiz Mustern	Martha Els	2,5
04.04.	Praktische Übungen zu Mobilisation und Lagerung	Physiotherapie Praxis Flexibel 11111 Mustern	Jan Schön Hugo Müller	3,0
20.04.	Interne Fortbildung Ernährung bei Diabetes	Pflegedienst XY 11111 Mustern	Eva Rose	1,5
25.04	Expertenstandard Entlassungsmanagement	Pflegeresidenz X Y 11111 Mustern	Martha Els	1,0
09.05	Korrekter Umgang mit Arzneimitteln – von Salben, Tropfen und Co.	Fontane-Apotheke 11111 Mustern	Katja Schwarz	1,5
13.05.	Interne Fortbildung Pflegekonzept und -leitbild	Pflegedienst XY 11111 Mustern		1,0
...	...	...	...	...
...	...	...	...	...
...	...	...	...	...
Legende Interne Fortbildungen Externe Fortbildungen				

| Datum: | Freigabe durch: PDL | Signatur: FP-01-2007 | Revisionsstand: 1 | Wieder-vorlage: | Seite 1 von 1 |

8 Maßnahmen des externen Qualitätsmanagements

8.1 Teilnahme in Gremien, Selbsthilfegruppen, Arbeitsgruppen

Um gemeinsam mit anderen Pflegeeinrichtungen und/oder Vertragspartnern Entscheidungen fällen zu können, um mitentscheiden zu können, müssen Sie Mitglied und aktiver Teilnehmer von Gremien sein. Diese Gremien teilen sich manchmal, je nach interner Struktur, zeitweise in Arbeitsgruppen auf. Natürlich ist es auch in Gremien so, dass Sie durch richtige und kluge Aussagen, durch Fleiß und Engagement auffallen. Je nach Größe bestimmter Gremien kann es manchmal allerdings sehr lange dauern, bis Sie zu Wort kommen und bekannt sind.

> Pflegen Sie Kontakte, indem Sie Einladungen zur betrieblichen Weihnachtsfeier oder zum Tag der offenen Tür aussprechen.

8.2 Öffentlichkeitsarbeit und Marketing

> *»Marketing ist der Prozess, durch den eine Organisation auf kreative, produktive und gewinnbringende Weise eine Beziehung zum Markt herstellt«. (P.D. Bennett)*

In der Pflege hat man lange nicht erkannt, dass auch hier Werbung, Imagepflege und Öffentlichkeitsarbeit notwendig sind. Jedoch finden sich immer häufiger Anzeigen von Pflegeeinrichtungen in Zeitungen, Zeitschriften, Katalogen oder örtlichen Anzeigenblättern mit entsprechender Leserschaft. Welche Maßnahmen Ihre Pflegeeinrichtung konkret anwenden kann, erfahren Sie in der im Anhang genannten Literatur.

8.3 Kooperationspartner

> *»Kooperationen werden laut den gemeinsamen Gründsätzen und Maßstäben nach § 80 SGB XI gewünscht, da Sie durch Kooperation die ganzheitliche Pflege und Betreuung Ihrer Kunden unterstützen und sichern!« (pdl. Konkret ambulant 11/07)*

Um konstante Qualität »liefern« zu können, sind Sie auf die Unterstützung weiterer Dienste angewiesen. Daher sollte Ihre Pflegeeinrichtung mit
- Hilfsmittelfirmen,
- Physiotherapiepraxen,
- Tagespflegestätten,
- Ausbildungsstätten,
- Apotheken (s. § 12a ApoG),
- Sanitätshäusern,

- Wäschelieferdiensten
- Fahrdiensten,
- Hausmeister- oder Reparaturdiensten,
- Bestattungsdiensten
- usw.

Kooperationsverträge abschließen. In diesen Verträgen können Sie Erwartungen die jeder Partner an den anderen hat festlegen.

Beispiel für einen Kooperationsvertrag:

Kooperationsvertrag

zwischen

Altenpflegeschule Mustern
– nachstehend **Berufsfachschule Altenpflege** genannt

Und

Alten- und Pflegeheim Mustern – nachstehend **Praxisbetrieb** genannt –

Präambel
Die Berufsfachschule Mustern und der Praxisbetrieb vereinbaren hiermit die gemeinsame Durchführung der Ausbildung zur/zum staatlich anerkannten Altenpflegerin/Altenpfleger mit dem Ziel, den Schülerinnen und Schülern eine qualitativ hochwertige, dem aktuellen Stand der Pflegeforschung und den Ausbildungsrichtlinien entsprechende Ausbildung zu vermitteln.

§ 1 Dauer der Kooperationsvereinbarung
Die Kooperationsvereinbarung beginnt mit dem 01.10.2008 und wird auf die Dauer eines Ausbildungszyklus von drei Jahren festgelegt.

§ 2 Informationsaustausch und –weitergabe
Die Berufsfachschule Altenpflege und der Praxisbetrieb verpflichten sich zum gegenseitigen Informationsaustausch und –weitergabe, insbesondere von Informationen, die eine Kündigung des jeweils mit der/dem Schülerin/Schüler geschlossenen Ausbildungsvertrags zur Folge haben könnte (z. B. häufige unentschuldigte Fehltage).

§ 3 Ansprechpartner
Der Ansprechpartner der Berufsfachschule Altenpflege ist die Pflegedienstleitung des Praxisbetriebs. Der Ansprechpartner des Praxisbetriebs ist die Schulleitung.

§ 4 Schlussbestimmung
Sollten einzelne Bestimmungen dieses Vertrages unwirksam oder nichtig sein oder werden, so berührt dies die Gültigkeit der übrigen Bestimmungen dieser Vereinbarung nicht.

Mustern, den

_____   _____
Berufsfachschule Altenpflege   Praxisbetrieb

8.4 Mitgliedschaft in Verbänden, Genossenschaften usw.

Gemeinsam geht vieles leichter und Sie bzw. Ihre Pflegeeinrichtung brauchen somit nicht immer »das Rad neu zu erfinden«. Sie können sich Rat und Hilfe holen, treffen mit Kollegen zusammen und knüpfen so neue Kontakte um Ihre Pflegeeinrichtung bekannt zu machen.

Es gibt lokale und bundesweit greifende Verbände und Genossenschaften, wie z. B.
- Deutscher Berufsverband für Pflegeberufe (DBfK)
- Paritätischen Wohlfahrtsverband
- Arbeiterwohlfahrt
- Diakonisches Werk
- Deutscher Caritasverband

8.5 Externe Audits

Im Gegensatz zu internen Audits werden externe Audits »von außen« durchgeführt. Das hat den Vorteil, dass der Auditor nicht der gleichen »Betriebsblindheit« erliegt wie evtl. ein interner Auditor.

»Das wichtigste Argument für eine externe Auditierung ist sicherlich die Neutralität des hinzugezogenen Spezialisten beziehungsweise des Spezialistenteams. Kritische Themenbereiche, die bei internen Audits häufig nicht zu Tage treten, werden von externen Auditoren häufig sehr schnell erkannt und auf den Punkt gebracht.« (Rupp 2004)

Der externe Auditor wird überprüfen, inwieweit das Qualitätsmanagementsystem mit den gesetzlichen Anforderungen kompatibel ist, wo Schwachstellen sind und wie eine kontinuierliche Qualitätsverbesserung gesichert werden kann.

9 Interne Formulare

9.1 Erstellung eigener Dokumente/Formulare

Formulare sind von Anfang an da – keine Einrichtung wird »ganz ohne« dastehen. Aber mal sind sie veraltet, mal fehlt doch noch eines.

Wenn Sie bzw. Ihre Pflegeeinrichtung Formulare und Dokumente besitzen, mit denen Sie nicht mehr zurechtkommen oder die Sie Ihren individuellen Bedürfnissen anpassen möchten, so beachten Sie folgende Punkte:

- Legen Sie ein Leerformular in Hoch- und Querformat an.
- Sammeln Sie verschiedene Entwürfe.
- Besprechen Sie die Entwürfe im Team.
- Führen Sie das neue Dokument zu einem festgelegten Zeitpunkt ein.
- Erproben Sie das neue Dokument für einen festgelegten Zeitraum.

9.1.1 Einheitliches Layout

> »Layout ist der Entwurf von Bild- und Textgestaltung eines Werbemittels (Anzeige, Plakat) oder einer Publikation (Zeitschrift, Buch)« Fremdwörter Duden

Ähnlich, wie Sie es auf den Musterformularen in diesem Buch sehen, sollten Ihre Formulare ein einheitliches Layout aufweisen. Das kann ein Symbol oder Logo sein, die Anschrift Ihrer Pflegeeinrichtung, das Verwenden einer einheitlichen und festgelegten Schriftart und -größe. Auch Seitenränder sollten festgelegt werden.

9.1.2 Dokumentenmatrix

Tabelle 9: Muster Dokumentenmatrix (ambulant/stationär).

Dokumentenmatrix

Name	Signatur	Art des Doku-ments	Revisionsstand vom	Verantwortung für die Bearbeit-ung	Ort der Auf-bewahrung	Aufbewahrung bis	Art der Vernich-tung
Erstbesuchs-formular	EB-04-2005	Fo	1 vom 01.04.2005	PDL	Qm-Handbuch		
Urlaubsantrag	UA-03-2005	Fo	1 vom 01.03.2005	PDL	Qm-Handbuch		
Fortbildungs-antrag	FA-04-2005	Fo	1 vom 01.04.2005	PDL	Qm-Handbuch		
Dienstplan	DP-05-2005	Fo	1 vom 15.05.2005	PDL	Qm-Handbuch		
Kommunika-tionsmatrix	KM-03-2006	Ma	1 vom 01.03.2006	QMB	Qm-Handbuch		
Hygienekonzept	Hy-01-2006	D	1 vom 01.01.2006	QMB	Qm-Handbuch		
Einarbeitungs-konzept	Ei-01-2005	D		QMB	Qm-Handbuch		
Beschwerde-formular		Fo			Qm-Handbuch		
Pflegevertrag		D		PDL	Qm-Handbuch		
Stellen-beschreibung PFK		St			Qm-Handbuch		

Stellen-beschreibung PHK	St			Qm-Handbuch	
Stellen-beschreibung Hauswirt-schafterIn	St			Qm-Handbuch	
…	…	…	…		
…	…	…	…		

Legende:

Fo	Formular
D	Dokument
Ma	Matrix
St	Standard
…	
PDL	
QMB	
…	
…	

Datum: 15.06.2008	Freigabe durch:	Signatur	Revisionsstand 2 vom 01.07.05	Wiedervorlage am	Seite 1 von 1

9.2 Klientenbezogene/organisatorische Formulare

Zum reibungslosen Ablauf einer Pflegeeinrichtung werden viele verschieden Formulare benötigt, deren Layout sich den Gegebenheiten und Anforderungen im Laufe der Zeit anpassen muss.

9.2.1 Beispiele für klientenbezogene Formulare (ambulant)

- Erstbesuchsformular
- Haushaltsgeldabrechung
- Taschengeldabrechnung
- Schlüsselübergabeprotokoll, /-quittung
- Nachweis zum Beratungsgespräch nach § 37 SGB XI
- Antrag auf Pflegesachleistung/-kombileistung
- Mitteilung an abwesende Klienten
- Pflegevertrag
- Pflegedokumentation

9.2.2 Beispiele für klientenbezogene/organisatorische Formulare (stationär)

- Pflegedokumentation
- Verwaltungsdokumente (Briefkopf, Faxvorlage)
- Rechnung
- Heimvertrag
- Bestellwesen für Küche, Pflegematerialien, Wäschereinigung
- Anmeldungsscheine für Untersuchungen
- Aufklärungsschreiben für Operationen, Untersuchungen

9.3 Mitarbeiterbezogene Formulare (ambulant/stationär)

- Personalliste
- Handzeichenliste
- Einarbeitungscheckliste neuer Mitarbeiter
- Einstellungs- bzw. Personalstammblatt
- Qualifikationsliste der Mitarbeiter
- Monatsstundennachweis
- Lohn-/Gehaltsabrechnung
- Dienstplan
- Einsatz-/Tourenpläne
- Urlaubsantrag
- Arbeitsvertrag
- Stellenbeschreibung
- Kilometerpauschale bei Nutzung des eigenen PKW's
- Schadensmeldung für Versicherung
- ...

Beispiel Handzeichenliste

Logo der Pflegeeinrichtung Handzeichenliste					
Datum	Vor- und Zuname	Qualifikation	Eintritts-datum:	Hand-zeichen	Austritts-datum:
Datum:	Freigabe durch:	Signatur	Revisions-stand	Wieder-vorlage am:	Seite 1 von 1

Beispiel für einen Urlaubsantrag

Logo der Pflegeeinrichtung

Antrag auf Urlaub, Fortbildung, u. ä.

Anträge müssen mind. 14 Tage vor Urlaubs-/Fortbildungsbeginn von der Pflegedienstleitung freigegeben sein.

Antragsdatum: Name des Antragsstellers:
Urlaub sanspruch laufendes Jahr:
Bereits genommener Urlaub:
Verbleibende Urlaubstage:

Vom _____ bis _____ Resturlaub = _____ Tage

Vom _____ bis _____ Urlaub =   _____ Tage

Vom _____ bis _____ Fortbildung = _____ Tage

Datum, Unterschrift Antragssteller/in: _____

Datum, Unterschrift Vertretung: _____

Datum, Unterschrift Vorgesetzte/r: _____

Datum:	Freigabe durch:	Signatur	Revisionsstand	Wiedervorlage am:	Seite 1 von 1

10 Pflegedokumentation und -prozess

In diesem Kapitel stelle ich Ihnen die einzelnen Formulare der Pflegedokumentation vor. Generell möchte ich zum Thema Pflegedokumentation und -prozess nur kurze Stellungnahmen, Tipps und/oder Erfahrungsberichte geben. Vor allem im Hinblick auf die Dokumentationsvisiten als Spiegel der täglichen Leistungserbringung der Mitarbeiter ist die genaue Kenntnis der Pflegedokumentation meiner Ansicht nach wichtig für jede Qualitätsbeauftragte.

Die theoretischen Grundlagen und gesetzlichen Hintergründe können Sie in diversen Fachbüchern nachschlagen, die sich ausschließlich mit diesem Thema beschäftigen.

Ihnen als Qualitätsbeauftragter sollte das aktuelle Wissen rund um die Pflegedokumentation bekannt sein. So fordert das Pflege-Weiterentwicklungsgesetz *»eine praxistaugliche, den Pflegeprozess unterstützende und die Pflegequalität fördernde Pflegedokumentation«* (§ 113 SGB XI). Zugleich soll die Dokumentation nicht über ein *»für die Pflegeeinrichtungen vertretbares und wirtschaftliches Maß«* hinausgehen. Das ist schon fast die Quadratur des Kreises, denn immerhin soll eine Dokumentation auch individuell und aussagekräftig sein.

Sicherlich ist eine EDV-gestützte Dokumentation heute in vielen Einrichtungen schon in Gebrauch. Das hat den Vorteil, dass alle Bedingungen, die an eine Pflegedokumentation gestellt werden, sozusagen »automatisch« erfüllt werden. Ob Regelkreis des Pflegeprozesses, Vorgaben der Expertenstandards, MDS-Grundsatzstellungnahmen, Anforderungen des MDK im Rahmen der QPR, Pflegestandards oder Formulierungshilfen – eine Software liefert ein Gesamtpaket.

Das ist aber nur so gut wie die Einarbeitung der Mitarbeiter in diese Software! So schön Textbausteine sind, so verführerisch ist es auch, die Individualität des Klienten zugunsten eines raschen Klicks aus dem Auge zu verlieren.

Laut MDS (2005) gehören zu einer Pflegedokumentation folgende Formulare:
»a. Stammdaten
b. Pflegeanamnese/Informationssammlung
c. Biografie
d. Bedürfnisse, Probleme und Fähigkeiten, Ziele und geplante Maßnahmen sowie die Evaluation der Ergebnisse
e. verordnete medizinische Behandlungspflege
f. Gabe verordneter Medikamente
g. Durchführungsnachweis
h. Pflegebericht
i. Bewegungs- bzw. Lagerungsplan
j. Trink-/Bilanzierungsplan
k. Ernährungsplan
l. Überleitungsbogen m. Wunddokumentation
n. Dekubitusrisiko/Dekubitusrisikoskala
o. Fixierung
p. Gewichtsverlauf

q. *Miktionsprotokoll*
r. *Sturzrisiko*
s. *Sonstiges« (MDS 2005,* S. 99)

Denn: *»Ein Pflegedokumentationssystem soll die übersichtliche und jederzeit nachvollziehbare Dokumentation der Stammdaten sowie des Pflegeprozesses in all seinen Schritten ermöglichen. Pflegedokumentationssysteme werden in der Regel unterteilt in die Elemente Stammblatt, Pflegeanamnese, Pflegeplanung, Pflegedurchführungsnachweis sowie Pflegebericht.«(MDS 2005,* S. 99)

10.1 Stammblatt

Stammdaten sind zustandsorientierte Daten, die der Identifikation, Klassifikation und der Charakterisierung von Sachverhalten dienen und über einen längeren Zeitraum zur Verfügung stehen.

Laut Vorgabe des MDK sind folgende Daten als Stammdaten unbedingt aufzunehmen:
- Angaben zur Person wie Name, Vorname, Geburtsname, Adresse, Familienstand, Geburtsort und Konfession
- Versicherungsdaten, Krankenkasse, Pflegekasse, Kostenübernahmeregelungen, Pflegestufe nach SGB XI
- Kostform
- Medizinische Diagnosen
- Information zu Allergien (eventl. Verwahrung des Allergiepasses)
- Medizinische/therapeutische Versorgungssituation (Hausarzt, Fachärzte, Hilfsmittel, Schrittmacher, Rehabilitation, Krankenhausaufenthalte, Verfügungen zu Reanimation etc.)
- Soziale Versorgungssituation (Vorhandene Rechtsbetreuung, Aufgabengebiete, Name und Anschrift des Betreuers, Angehörige, Familie, Bekannte, Nachbarn, ehrenamtliche Helfer)
- Informationen für Notfallsituationen (z. B. Adresse und Telefonnummer einer Bezugsperson)
- Aufenthalte in Einrichtungen

Alle bekannten Informationen aus dem Erstgespräch werden vermerkt. Freie Felder werden gestrichen oder als unbekannt deutlich gemacht. Bei dem Punkt Allergien ist darauf zu achten, ob Allergien nicht bekannt sind oder ein Allergiepass vorhanden ist. Änderungen werden sofort vermerkt. Sie sollten die Konfession des Klienten erfragen (lassen).

Beispiel für ein Stammblatt:

1. Persönliche Daten
Name, Vorname
aktuelle Telefonnummer
Adresse
Kostenträger
Familienstand
Konfession
Geb. Name
Patientenverfügung

2. Angehörige/ Bezugspersonen/ Rechtsbetreuer

3. Ärzte/Fachärzte

4. Diagnose/Unverträglichkeiten
❏ Herzschrittmachen
❏ Diabetiker

5. An der Pflege Beteiligte

6. Krankenkasse/Pflegekasse
Krankenkasse
Versicherungsnummer
Pflegestufe
Soz: SA.
SB.

7. Soziale Dimensionen
❏ Betreuung   ❏ Generalvollmacht
❏ Bereiche:
❏ Rezeptgebühren Befreiung
❏ Schwerbehindert   %   Merkzeichen
❏ HH-Geld   ❏ Taschengeld
❏ monatlich   ❏ wöchentlich

8. Allergien/Kostform

9. Soziale Versorgungssituation

10. Hilfsmittel

11. Pflegeunterbrechung/ Krankenhausaufenthalt

12. Freie Einträge/ Besonderes

10.2 Biografiebogen

Definition Biografie: Die Lebensgeschichte in Erfahrung bringen.

Biografische Daten:
- Generell prägende (positive und negative) erlebte Ereignisse
- individuelle Gewohnheiten
- Familienverhältnisse (Eltern, Geschwister, Lebenspartner, Kinder)
- Beruflicher Werdegang
- Ethische, politische, religiöse Prägungen
- Gesundheitlicher Werdegang
- Zeitgeschichtliche Ereignisse
- Kritische Lebensereignisse

Die Ausführlichkeit des Biografiebogens liegt nicht in ihrem Ermessen. Die Biografie ist die Basis für die Pflege und Begleitung des Menschen, oft kann sie ohne Einbeziehung der Angehörigen oder Freunde/Bekannte gar nicht erstellt werden. So sollten Sie in jedem Fall vermerken, wer Ihnen eine Auskunft gab (Klient oder dritte Person). Bei der biografischen Sammlung geht es um Vorlieben, Abneigungen, Gewohnheiten, Hobbys, Bildung, Gefühle und/oder angstauslösende Situationen (vgl. MDS 2005).

Grundsätzliche Regeln der Biografiearbeit sind z. B.
- Alle Informationen werden ausschließlich für pflegerische Zwecke genutzt und ansonsten vertraulich behandelt.
- Moralische Wertungen von geschilderten Handlungen des Klienten sollten unterbleiben (Kriegserlebnisse, Eheprobleme, Erziehungsprobleme usw.)
- Klient und Angehörige entscheiden, welche Informationen sie preisgeben möchten.
- Der Klient sollte zu keinem Zeitpunkt das Gefühl haben, nach einem festen Schema aus- und abgefragt zu werden.
- Nicht alle Informationen sind so wichtig, dass sie dokumentiert werden müssen. Ggf. kann sich die Biografiearbeit auf wenige und dafür prägende Lebensjahre konzentrieren.
- Die intensive Informationssammlung zur Bewohnerbiografie beginnt erst, wenn sich ein Klient bspw. nach dem Heimeinzug an die neue Umgebung gewöhnt hat.
- Es kann Zeit brauchen, bis ein Klient Vertrauen zu seiner Bezugspflegekraft aufgebaut hat. Eine gute Biografiearbeit beschränkt sich folglich nicht auf ein einmaliges Gespräch, sondern wird kontinuierlich fortgeführt.
- Insbesondere bei demenziell veränderten Bewohnern werden Angehörige in die Biografiearbeit einbezogen.
- Dem Klienten wird stets genug Zeit für Antworten gelassen.

Beispiel für einen Biografiebogen (als Ergebnis eines Gesprächs)

Klientenname: Datum der Erstellung:
Erstellt von:
Erstellt mit Hilfe   ❑ des Klienten   ❑ der Angehörigen

Eltern/Großeltern:

Geschwister:

Schulzeit:

Prägende Ereignisse:

Beruf (gelernter, ausgeübter)

Lebenspartner:

Kinder:

Datum	Freigabe durch	Signatur	Revisionsstand	Seite 1 von 2

Freizeitinteressen:

Wertvorstellungen:
❑ Ordnungsliebend   ❑ Ehrlich   ❑ Geduldig
❑ Kameradschaftlich   ❑ Gesellig   ❑ Humorvoll
❑ Ausgeglichen   ❑ Tierlieb   ❑ Interessiert
❑ Religiös/Gläubig   ❑ Heimatverbunden
❑ Naturbezogen

❑ optimistische Lebenseinstellung   ❑ pessimistische Lebenseinstellung

Gesundheit/Krankheit:

Prägende Ereignisse:

Datum	Freigabe durch	Signatur	Revisionsstand	Seite 2 von 2

10.3 Pflegeanamnese/Informationssammlung

Die Informationssammlung dient der Erfassung aller pflegerelevanten Daten. Laut MDS (2005) soll sie Folgendes enthalten:

- Pflegerelevante Vorgeschichte
- Persönliche Pflegegewohnheiten
- Bedürfnisse, Wünsche, Abneigungen
- Aktuelle Ressourcen/Fähigkeiten
- Aktuelle Probleme/Defizite
- aufgenommen von einer Pflegefachkraft

10.4 Vitalwerteblatt

Vitalwerte sind die Messergebnisse der Vitalzeichen. Nach der Definition der Vitalzeichen – (Lebenszeichen) gehören hierzu lediglich Blutdruck, Puls, Temperatur und Atmung. Jedoch werden in der allgemeinen Pflege meist noch ganz andere Werte wie z. B. Blutzucker, Gewicht, Beinumfang usw. gemessen.

Laut QPR (MDS 2005) ist dieses Pflegedokumentationsformular nicht routinemäßig bei jedem Klienten zu führen, sondern nur wenn ärztlich die Blutdruck- und Pulskontrolle oder sonstige Messungen angeordnet sind. Wie sollen Sie Veränderungen erkennen, wenn Sie nicht messen? Oder schreiben Sie Normwerte in den fortlaufenden Text des Berichteblatts und wie findet man sie dort »auf die Schnelle« bzw. bei Bedarf wieder?

Dieses Dokumentationsformular muss routinemäßig bei jedem Klienten in die Pflegedokumentation geheftet werden. Ebenso routinemäßig müssen auch Blutdruck, Puls und Gewicht gemessen werden.

Zusätzlich zum Gewicht in Kilogramm muss der Body-Maß-Index (BMI) dokumentiert werden. Der BMI ist nicht mehr ganz unumstritten.

»Es gibt Untersuchungen, die darauf hindeuten, dass das wünschenswerte Körpergewicht mit zunehmendem Alter höher liegt als in jungen Jahren. Daher wurden für den BMI altersentsprechende Normbereiche entwickelt. Der BMI gibt dabei stets eine Spanne für das Normalgewicht an. Überschreitet das Gewicht in der jeweiligen Altersstufe die angegebene BMI-Spanne, dann spricht man von Übergewicht.

Tabelle 10: Beurteilung des Körpergewichtes nach dem Lebensalter).

Alter in Jahren	BMI Normalgewicht
19–24	19–23
25–34	20–25
35–44	21–26
45–54	22–27
55–64	23–28
>65	24–29

Beispiel:
Frau B. und Herr B. sind beide 34 Jahre alt. Frau B. hat einen BMI von 21, Herr B. einen BMI von 28. Entsprechend der o. g. Beurteilungskriterien nach dem Alter ist Frau B. normalgewichtig, Herr B. dagegen übergewichtig.
Andere Autoren gehen davon aus, dass Übergewicht unabhängig vom Alter gesehen werden muss – sondern nur nach seinem Ausmaß.«

Tabelle 11: Beurteilung des Körpergewichts nach dem Grad der Adipositas.

Einteilung	BMI
Normalgewicht	18,5-24,9
Präadipositas	> 25
Adipositas Grad I	25-29, 9
Adipositas Grad II	30-34, 9

(*Martin* 2007)

Beispiel für ein Vitalwerteblatt

Name, Vorname: _____

Jahr:

Vitalwerteblatt

Körpergröße: Rechenwert für BMI: Messstellen:

Datum	Uhrzeit	Blutdruck	Puls	Gewicht in Kg/KG	BMI	Temperatur (oral, rectal)	Blutzucker (Einheit)	Beinumfang in cm	Sonstiges, Besonderheiten	HZ

Datum: 01.02.2008	Freigabe durch: PDL	Signatur:	Revisionsstand:	Wiedervorlage:	Seite 1 von 1

10.5 Medikamentenblatt/Ärztliche Anordnungen

Die Verabreichung von Medikamenten oder die Durchführung von Wundverbänden geschieht sowohl im ambulanten wie auch im stationären Bereich nach ärztlicher Anordnung.

Datum der Erstellung mit Handzeichen schreiben, Erstellung nur von Pflegefachkräften. Keine Leerzeilen lassen. Falls keine andere schriftliche Verordnung vorliegt Datum und Unterschrift des verschreibenden Arztes einholen. Medikament in der Dosierung und mit dem Produktnamen, wie vor Ort vorhanden, dokumentieren.

Bedenken Sie allerdings, dass der Arzt nicht verpflicht ist, ihre Dokumentation zu benutzen. So genügt es im ambulanten Bereich, dass das Formular zur Verordnung häuslicher Krankenpflege, das an die Krankenkasse weitergeleitet wird, korrekt ausgefüllt wird. Dies sollten Sie dann in Kopie in die Pflegedokumentation abheften.

10.5.1 Bestandsliste für Betäubungsmittel (ambulant)

Im stationären Bereich sind Umgang und Dokumentation von Betäubungsmitteln klar geregelt. Die Betäubungsmittel sind in einem Tresor, der in der Wand oder fest in einem Schrank verankert ist, verschlossen aufzubewahren.

Sie bzw. die Mitarbeiter führen ein sogenanntes Betäubungsmittelbuch, dessen Seitenzahlen fortlaufend nummeriert sind. Alle Ein- und Ausgänge werden notiert.

Unter www.bfARM.de finden Sie ein passendes Formular für den ambulanten Dienst.

10.5.2 Schmerztagebuch und Schmerzskala

Mit Einführung des Expertenstandards »Pflege von Menschen mit chronischen Wunden« und dem geplanten Expertenstandard »Schmerzmanagement bei chronisch nicht malignen Schmerzen« ist eine systematische und einheitliche Dokumentation des Schmerzes notwendig. Es ist nicht ausreichend, in das Berichteblatt zu schreiben, dass der Klient Schmerzen äußert.

»Jeder Expertenstandard enthält eine sogenannte Standardaussage, in der in komprimierter Form der Kernprozess des entsprechenden Standards dargelegt wird. Bsp.: »Jeder Patient/Betroffene mit akuten oder tumorbedingten chronischen Schmerzen sowie zu erwartenden Schmerzen enthält ein angemessenes Schmerzmanagement« (Standardaussage aus dem Expertenstandard Schmerzmanagement in der Pflege, vgl. DNQP 2005, S. 25).

An dieser Stelle wird bereits deutlich, dass dieser Expertenstandard die zu erreichende Schmerzstärke bzw. die Qualität der Schmerzen nicht genau benennt. Auf eine normierte Angabe wird hierbei verzichtet, weil eine Schmerzfreiheit nicht in jedem Fall zu erreichen ist.

Die genannte Zielsetzung »dem Entstehen von Schmerzen« vorzubeugen, sie auf ein erträgliches Maß« zu reduzieren oder zu beseitigen (a.a.O.) ermöglicht es, Zielpunkte mit einer flexiblen Spann-

weite zu erreichen. Der Schmerzzustand sollte für den Betroffenen dabei wenigstens erträglich sein« (vgl. Löser 2008)

Schmerztagebücher, Schmerzskalen bzw. Schmerzlineale sind in Apotheken oder in Arztpraxen in Form von kleinen Broschüren zu bekommen.

In vielen Dokumentationssystemen gibt es bereits ein Schmerzverlaufsprotokoll, in dem der vom Klient erfahrene Schmerz, die Beeinträchtigung seiner Alltagsaktivitäten und die Wirkungen (und Nebenwirkungen) der Schmerztherapie festgehalten werden.

Im Qualitätszirkel sollte festgelegt werden, wie oft am Tag und wie lange ein Schmerzprotokoll durchgeführt wird (vgl. *Schwermann*, in: *Steurer* 2008).

Für die Schmerzeinschätzung bei demenziell erkrankten Menschen eignet sich z. B. der BESD-Bogen (Beobachtung von Schmerzen bei Demenz), auf den der Arbeitskreis »Schmerz und Alter« der Deutschen Gesellschaft zum Studium des Schmerzes auf seiner Homepage (dgss.org) verweist. Der BESD-Bogen ist eine deutsche Übersetzung der PAINAD-Scale (*Basler* et al. 2006, S. 519 ff.) mit den Beobachtungskategorien Atmung, negative Lautäußerungen, Gesichtsausdruck, Körpersprache und Reaktion auf Tröstung.

Beispiel für ein Schmerztagebuch:

Schmerztagebuch

Name, Vorname:
Monat/Jahr:

Schmerzlokalisation:

Medikation siehe Medikamentenblatt und ärztliche Anordnung. Schmerzmedikation geändert am:

Uhrzeit/Schmerzstärke	1	2	3	4	5	6	7	8	9	10	11	12	13	14	15
Stuhlgang															
Schlaf															
Wohlbefinden															

Uhrzeit/Schmerzstärke	16	17	18	19	20	21	22	23	24	25	26	27	28	29	30	31
Stuhlgang																
Schlaf																
Wohlbefinden																

10.6 Pflegeplanungsblatt

Das Kernstück der Pflegedokumentation ist die Pflegeplanung. Auch zu diesem Thema gibt es zahlreiche Fachbücher, die sich mit dem Inhalt, Aufbau und der Form von Pflegeplanungen befassen. Die Pflegeplanungen müssen unter Berücksichtigung von Pflegediagnosen verfasst werden. Alle pflegenden Mitarbeiter haben sich an die Pflegeplanung zu halten. Die Pflegeplanung würde früher in Nah- und Fernziele eingeteilt, was sich inzwischen als nicht mehr praktikabel herausgestellt hat. Weiterhin sollen die vorhandenen Ressourcen erfasst werden. Bei den Problemen soll die Pflegekraft sich nochmals vergewissern, ob dies ein Problem des Klienten ist oder ob dieses »Problem« nur von der Pflegekraft als solches wahrgenommen wird.

Achten Sie im Rahmen von Bezugspflege darauf, dass die Pflegeplanung auch von der Bezugspflegekraft geschrieben wurde bzw. wird und dass die Pflegeplanung mit einem Handzeichen versehen worden ist.

Pflegeplanung

Klient: _____

Geburtsdatum: _____

Erstelldatum: _____

Pflegestufe: _____

	Datum der gepanten Evaluation	Handzeichen	Besonderheiten
1			
2			
3			
4			
5			

Bezugspflegekräfte: _____

Sonstiges: _____

AEDL 1 Kommunizieren Ressourcen, Probleme	Nahziele (1 Monat) Fernziele (3 Monate)	Maßnahmen (Was, wann, wie, wie oft, verwendete Richtlinie)	Evaluation	Handzeichen
R: P:	NZ: FZ:	–		
AEDL 2 Sich bewegen Ressourcen, Probleme	Nahziele (1 Monat) Fernziele (3 Monate)	Maßnahmen (Was, wann, wie, wie oft, verwendete Richtlinie)	Evaluation	Handzeichen
R: P:	NZ: FZ:	–		
AEDL 3 Vitale Funktionen des Lebens aufrechterhalten Ressourcen, Probleme	Nahziele (1 Monat) Fernziele (3 Monate)	Maßnahmen (Was, wann, wie, wie oft, verwendete Richtlinie)	Evaluation	Handzeichen
R: P:	NZ: FZ:	–		
AEDL 4 Sich pflegen Ressourcen, Probleme	Nahziele (1 Monat) Fernziele (3 Monate)	Maßnahmen (Was, wann, wie, wie oft, verwendete Richtlinie)	Evaluation	Handzeichen
R: P:	NZ: FZ:	–		
AEDL 5 Essen und Trinken Ressourcen, Probleme	Nahziele (1 Monat) Fernziele (3 Monate)	Maßnahmen (Was, wann, wie, wie oft, verwendete Richtlinie)	Evaluation	Handzeichen
R: P:	NZ: FZ:	–		
AEDL 6 Ausscheiden Ressourcen, Probleme	Nahziele (1 Monat) Fernziele (3 Monate)	Maßnahmen (Was, wann, wie, wie oft, verwendete Richtlinie)	Evaluation	Handzeichen
R: P:	NZ: FZ:	–		

▶

AEDL 7 **Sich kleiden** Ressourcen, Probleme	**Nahziele** (1 Monat) **Fernziele** (3 Monate)	**Maßnahmen** (Was, wann, wie, wie oft, verwen- dete Richtlinie)	**Evaluation**	**Handzeichen**
R: P:	NZ: FZ:	–		
AEDL 8 **Ruhen und Schlafen** Ressourcen, Probleme	**Nahziele** (1 Monat) **Fernziele** (3 Monate)	**Maßnahmen** (Was, wann, wie, wie oft, verwen- dete Richtlinie)	**Evaluation**	**Handzeichen**
R: P:	NZ: FZ:	–		
AEDL 9 **Sich beschäftigen** Ressourcen, Probleme	**Nahziele** (1 Monat) **Fernziele** (3 Monate)	**Maßnahmen** (Was, wann, wie, wie oft, verwen- dete Richtlinie)	**Evaluation**	**Handzeichen**
R: P:	NZ: FZ:	–		
AEDL 10 **Sich als Mann oder** **Frau fühlen und** **verhalten** Ressourcen, Probleme	**Nahziele** (1 Monat) **Fernziele** (3 Monate)	**Maßnahmen** (Was, wann, wie, wie oft, verwen- dete Richtlinie)	**Evaluation**	**Handzeichen**
R: P:	NZ: FZ:	–		
AEDL 11 **Für eine sichere Umge-** **bung sorgen können** Ressourcen, Probleme	**Nahziele** (1 Monat) **Fernziele** (3 Monate)	**Maßnahmen** (Was, wann, wie, wie oft, verwen- dete Richtlinie)	**Evaluation**	**Handzeichen**
R: P:	NZ: FZ:	–		
AEDL 12 **Soziale Bereiche des** **Lebens** Ressourcen, Probleme	**Nahziele** (1 Monat) **Fernziele** (3 Monate)	**Maßnahmen** (Was, wann, wie, wie oft, verwen- dete Richtlinie)	**Evaluation**	**Handzeichen**
R: P:	NZ: FZ:	–		
AEDL 13 **Mit existenziellen Er-** **fahrungen des Lebens** **umgehen können** Ressourcen, Probleme	**Nahziele** (1 Monat) **Fernziele** (3 Monate)	Maßnahmen (Was, wann, wie, wie oft, verwen- dete Richtlinie)	**Evaluation**	**Handzeichen**

10.7 Pflegeüberleitungsbogen

Nicht nur die zunehmenden Rechtsstreitigkeiten sollten Sie dazu veranlassen, einen individuellen, gut lesbaren und aussagefähigen Pflegeüberleitungsbogen einzuführen und zu benutzen, sondern auch das Wohlergehen Ihrer Klienten über die Grenzen Ihrer Einrichtung hinaus. Hierzu ist der Expertenstandard des DNQP Entlassungsmanagement in der Pflege zu beachten und an die eigene Pflegeeinrichtung anzupassen, auch wenn der Expertenstandard sehr auf das Krankenhaus ausgerichtet ist.

> Ein aussagefähiger und aktueller Pflegeüberleitungsbogen, der dem Klienten bei der Verlegung bzw. Einweisung in eine andere Pflegeeinrichtung oder ins Krankenhaus mitgegeben wird, ist das Kernstück bei der Umsetzung des Expertenstandards.

Folgende Angaben sollten im Pflegeüberleitungsbogen mindestens deutlich erkennbar sein:
- Stammdaten des Klienten
- Aktuelle Pflegebedürftigkeit
- Verordnete Medikamente
- Telefonnummer für Rückfragen
- Ansprechpartner für Rückfragen

Eine Checkliste der mitgegebenen Unterlagen und Gegenstände halte ich für sinnvoll. Die Aushändigung von Ausweispapieren, Krankenkassenkarten, Wohnungs- und Zimmerschlüssel o. ä. sollten sich Ihre Mitarbeiter quittieren lassen.

Zusätzlich zum Pflegeüberleitungsbogen sollten Sie sich einen oder zwei Tage nach der Entlassung bzw. Überleitung in der anderen Pflegeeinrichtung melden und sich nach dem Klienten bzw. der Überleitung und eventuell aufgetretenen Fragen oder Unklarheiten erkundigen. Meiner Erfahrung nach wird dies sehr selten gemacht. Die pflegenden Kollegen empfinden den Anruf aber meist als überaus positiv und hilfreich. Das Telefonat ist im Berichteblatt oder auf einer Telefon- bzw. Aktennotiz zu dokumentieren.

Pflegeüberleitungsbogen

Patientenstammdaten

Name:

Adresse:

Krankenkasse/Versicherungsnummer

Wohnform: ☐ zu Hause ☐ mit Angehörigen ☐ alleine lebend
Familienstand: ☐ ledig ☐ verwitwet ☐ ....
Bezugspersonen: _____ Tel: _____
_____ Tel: _____

Gesetzl. Betreuer: _____ Tel: _____

☐ **Patientenverfügung liegt vor** ☐ **Vorsorgevollmacht liegt vor**

Hausarzt: _____ Tel: _____
Facharzt: _____ Tel: _____
Pflegestufe (MDK): beantragt am: _____ keine/1/2/3

Angehörige und Betreuer ist/sind über die Verlegung verständigt
☐ **ja** ☐ **nein**

Ambulante Versorgung
☐ lebt selbstständig ☐ wird unterstützt von:
Angehörigen: _____ Tel: _____
Ambulanten Diensten: _____ Tel: _____
Teilstationäre Angebote: _____ Tel: _____
☐ Medikamente/Drogen: _____
☐ Alkohol _____ /Tag ☐ Nikotin: _____ /Tag
MRSA: ☐ ja ☐ nein ☐ nicht bekannt

Allergien:

Durchgeführte Therapien
☐ Krankengymnastik ☐ Physiotherapie/Atemtherapie ☐ Ergotherapie ☐ kognitives Training ☐ Psychotherapie ☐ Logopädie ☐

Kostform: _____ Vorlieben: _____
PEG seit: _____ Sondennahrung: _____

Diagnosen:

Letzte Werte:
Blutdruck: _____ mm Hg Puls: _____ /min BZ: _____ mg%
Letzter Stuhlgang am: _____ Dauerkatheter seit: _____
Stoma seit: _____ Art: _____

Atmung:
☐ Husten/Auswurf ☐ Aspirationsgefahr ☐ Absaugen
☐ Atemnot: ☐ bei Belastung ☐ in Ruhe
☐ Tracheostoma

Mitgegebene Hilfsmittel, Wertsachen
☐ Krankenkassen-Chipkarte
☐ Brille ☐ Kontaktlinsen: re/li
☐ Hörgerät re/li ☐ Zahnprothese: oben/unten
☐ Rollstuhl ☐ Rollator ☐ sonstige:
☐ Ausweise: ☐ Personalausweis
☐ Allergiepass ☐ Schrittmacher ☐ Marcumar ☐ Diabetes
☐ Wertsachen: ☐ Geldbetrag: _____ € ☐ Schmuck:
☐ Kleidung ☐ Hygieneartikel:
☐ Sonstiges:

Barthel-Index   □ Zustand vor Krankheitsereignis   □ Istzustand

Essen	Punkte	Gehen oder Rollstuhlfahren	Punkte	Transfer Rollstuhl – Bett	Punkte	Treppensteigen	Punkte
Selbstständig = 10 Punkte benötigt Hilfe = 5 Punkte nicht selbstständig = 0 Punkte		selbstständig > 45 m mit Hilfe > 45 m = 10 Punkte selbst. im Rollstuhl > 45 m = 5 Punkte nicht selbstständig = 0 Punkte		Selbstständig = 15 Punkte geringfügige Hilfe nötig = 10 Punkte benötigt maximale Hilfe = 5 Punkte nicht selbstständig = 0 Punkte		Selbstständig = 10 Punkte benötigt Hilfe = 5 Punkte nicht selbstständig = 0 Punkte	
Gesicht-, Mund-, Haarpflege Selbstständig = 10 Punkte nicht selbstständig = 5 Punkte		**Anziehen (incl. Schuhe)** Selbstständig = 10 Punkte benötigt Hilfe = 5 Punkte nicht selbstständig = 0 Punkte		**Toilettenbenutzung** Selbstständig = 10 Punkte benötigt Hilfe = 5 Punkte nicht selbstständig = 0 Punkte		**Darmkontrolle** Selbstständig = 10 Punkte benötigt Hilfe = 5 Punkte nicht selbstständig = 0 Punkte	
Baden, Duschen Selbstständig = 5 Punkte nicht selbstständig = 0 Punkte		**Blasenkontrolle** Selbstständig = 10 Punkte benötigt Hilfe = 5 Punkte nicht selbstständig = 0 Punkte					

Gesamtpunktzahl: _____

Wesentliche psychiatrische Symptome:

Bewusstsein: □ wach   □ schläfrig   □ komatös

Orientierung: □ zeitlich immer – zeitweise – nie

□ zur Person immer – zeitweise – nie

□ Gedächtnisstörungen: _____

□ Wahn: _____   □ örtlich, situativ

immer – zeitweise – nie

□ Halluzinationen: _____

Stimmung: □ depressiv   □ ängstlich   □ gereizt   □ gehoben

Medikamente: □ müssen gerichtet werden

□ Überwachung der Einnahme nötig

Weitere Symptome: _____

Hautzustand ☐ normal ☐ trocken ☐ schwitzt stark

Legende:

AB = Abschürfung Amp = Amputation
H = Hämatom K = Kontraktur
P = Plegie Ö = Ödem
D I = Dekubitus I° (Rötung) D II = Dekubitus II° (Blase)
D III = Dekubitus III° (Defekt) D IV = Dekubitus IV° (Nekrose)
W = Wunde I = Intertrigo

Wundbeschreibung: _____

Wundbehandlung: _____

☐ Antrieb gesteigert ☐ Unruhe ☐ Weglauftendenzen

☐ Suizidalität: ☐ suizidale Äußerungen ☐ Suizidversuch: _____

☐ Sonstige Risiken: _____

☐ Erfahrungen im Umgang mit den Verhaltensauffälligkeiten: _____

Mobilität

☐ selbstständig ☐ eingeschränkt ☐ immobil

☐ Hilfe bei ☐ Lagerung ☐ Sitzen ☐ Gehen/Treppensteigen

☐ Benötigte Hilfsmittel: _____

☐ Beantragte Hilfsmittel: _____

☐ Sturzgefährdung: _____

☐ bisherige Sturzverletzungen

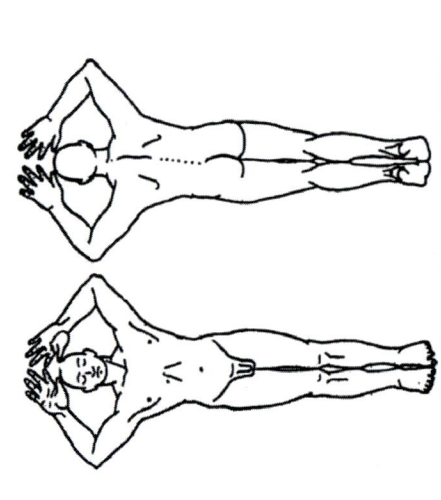

Kontaktverhalten, Kommunikation

☐ verbal ☐ nonverbal, Art der Verständigung: _____

☐ Muttersprache: _____ ☐ Fassadenkommunikation

☐ sucht Kontakte ☐ Distanzminderung ☐ sozialer Rückzug

☐ lehnt Kontakte ab

☐ Schwerhörigkeit ☐ Taubheit ☐ Hörgerät: rechts/links

☐ weitere Besonderheiten: _____

☐ Logopädie _____ seit: _____

Verhaltensauffälligkeiten, besondere Risiken

☐ Abwehrverhalten bei: _____

☐ Aggressivität, Art und Situationen: _____

☐ Angstzustände: _____

☐ Antriebsstörung: ☐ Antrieb vermindert ☐ Passivität ☐ schwer motivierbar

❏ Krankengymnastik durch wen? _____ seit: _____

❏ Ergotherapie: durch wen? _____ seit: _____
❏ Unterbringungsähnliche Maßnahmen richterlich genehmigt: ❏ ja ❏ nein
❏ Weitere Erfahrungen, z. B. Sturzverhütung durch: _____

Essen
❏ isst selbstständig ❏ mit Appetit ❏ auch zwischendurch

❏ erst nach Aufforderung ❏ isst langsam ❏ isst hastig ❏ Essen anreichen

❏ benötigt Hilfe bei: _____

❏ Verschlucken, Aspiration bei: _____

❏ bevorzugte Speisen: _____

❏ Abneigung gegen _____

Trinken
❏ tägliche Trinkmenge: ca. _____ ml

❏ erst nach Aufforderung ❏ Getränke anreichen

❏ bevorzugte Getränke: _____

❏ Abneigung gegen: _____

❏ Weitere Besonderheiten (z. B. Gewohnheiten, Rituale): _____

An- und Auskleiden
❏ selbstständig ❏ nach Aufforderung ❏ benötigt Anleitung

❏ Hilfestellung nötig bei: _____

❏ Abwehrverhalten bei: _____

❏ Weitere Erfahrungen: _____

Körperpflege
❏ selbstständig ❏ nach Aufforderung ❏ benötigt Anleitung

❏ Hilfestellung nötig bei: _____

❏ Abwehrverhalten bei: _____

❏ Harninkontinenz ❏ Toilettentraining, andere Maßnahmen: _____

❏ Stuhlinkontinenz ❏ erforderliche Maßnahmen: _____

❏ Weitere Erfahrungen: _____

Wichtige biographische Erfahrungen, Ereignisse

Früherer Beruf: _____ Religion: _____

Interessen: _____

❏ Bitte um Rückruf

Ansprechpartner

Datum: _____ **Unterschrift:** _____

10.8 Berichteblatt

Das Berichteblatt ist neben der Pflegeplanung das zweite wichtige Formular zur Aufzeichnung des Pflegeprozesses. Regeln Sie ganz klar, wie häufig Einträge durchzuführen sind. Die Häufigkeit kann z. B. im ambulanten Bereich nach Einsätzen gehandhabt werden. Einträge bei Veränderungen, Ablehnung von Leistungen und sonstige Beobachtungen sind Selbstverständlichkeit. Zum Inhalt der Einträge empfehle ich Ihnen die im Anhang aufgeführte Literatur.

10.9 Dekubitusrisikoerkennung

Im Rahmen des Risikomanagements und der Umsetzung des Expertenstandards ist die Dekubitusrisikoerkennung bei der Aufnahme und in regelmäßigen Abständen z. B. in der Pflegevisite zu überprüfen. Hinzu kommt die anschließende Einleitung der Maßnahmen nach Standard und die Dokumentation in die Pflegeplanung.

Auf dem Osnabrücker Expertenstandard-Kongress 2006 wurden folgende Hinweise zur Durchführungshäufigkeit gegeben: *»Anfangsbewertung: Bei Aufnahme ist immer eine Risikobewertung durchzuführen. Laufende Bewertung: Intensivstation – jeden Tag; Allgemeine Pflegeeinheiten – alle 48 Stunden; Häusliche Pflege – mit jedem Besuch der examinierten Krankenschwester, je nach Stabilität/Instabilität des Patienten; Pflegeheime – in wöchentlichen Abständen einen Monat lang, anschließend bei Zustandsveränderungen des Patienten oder zusammen mit anderen Routineuntersuchungen«*

10.10 Lagerungsprotokoll/Bewegungsplan

Aufgrund pflegewissenschaftlicher Erkenntnisse sind Mikrobewegungen, die viele Klienten noch selbst durchführen können, zur Dekubitusprophylaxe sinnvoll. Man geht weg von der starren zweistündlichen Lagerung, daher auch die neuere Bezeichnung des Bewegungsplans und nicht mehr Lagerungsplan.

Hier werden auch die durch den Klienten selbst durchgeführten Bewegungen aufgenommen. Das Lagerungsprotokoll im »alten Sinne« ist der Nachweis dessen, was in der Pflegeplanung als Maßnahme beschrieben wird.

Vor allem bei einer hohen Dekubitusgefährdung anhand der Norton- oder Bradenskala ist die Führung eines separaten Bewegungsprotokolls sinnvoll. Dies gilt nicht nur für Dauerbettlägerige, sondern auch für Klienten, die den ganzen Tag sitzen.

Falls weitere Kürzel verwendet werden, müssen diese in einer Legende ausgeführt werden.

10.11 Trinkprotokoll/Bilanzierungsbogen

Ein Trinkprotokoll ist bei Klienten zu führen, bei denen
- der Verdacht einer Exsikkose besteht;
- eine Herzerkrankung diagnostiziert wurde und die Diuretika erhalten;
- auffällig vermehrtes Durstgefühl zu verzeichnen ist und
- bei Einfuhrbeschränkungen (z. B. Dialyseklienten, vor allem im Sommer)

Vorteilhaft ist es, zu dokumentieren, welche Art von Getränken zu sich genommen worden sind, und ob die Aussage vom Klienten stammt oder ob die Getränke in Gegenwart einer Pflegekraft getrunken wurden.

Die Markierung von Getränkeflaschen mit Datum sollte die Nachvollziehbarkeit der täglichen Trinkmenge und die genaue Dokumentation erleichtern. Ebenso das Abmessen oder Wiegen von Gläsern oder Tassen, um deren Inhalt zu bestimmen.

Trinkprotokolle sind ähnlich wie andere temporär ausgefüllte Dokumentationsblätter nicht einfach nicht mehr auszufüllen. Auch hier möchte ich auf entsprechende Fachliteratur hinweisen.

Klientenname: Blatt-Nr.

Datum	Menge in ml	Art der Flüssig-keit	Art der Aufnahme (oral, per Sonde)	In Anwesenheit Pflegekraft?	HZ	Ausscheidung in ml	HZ

▶

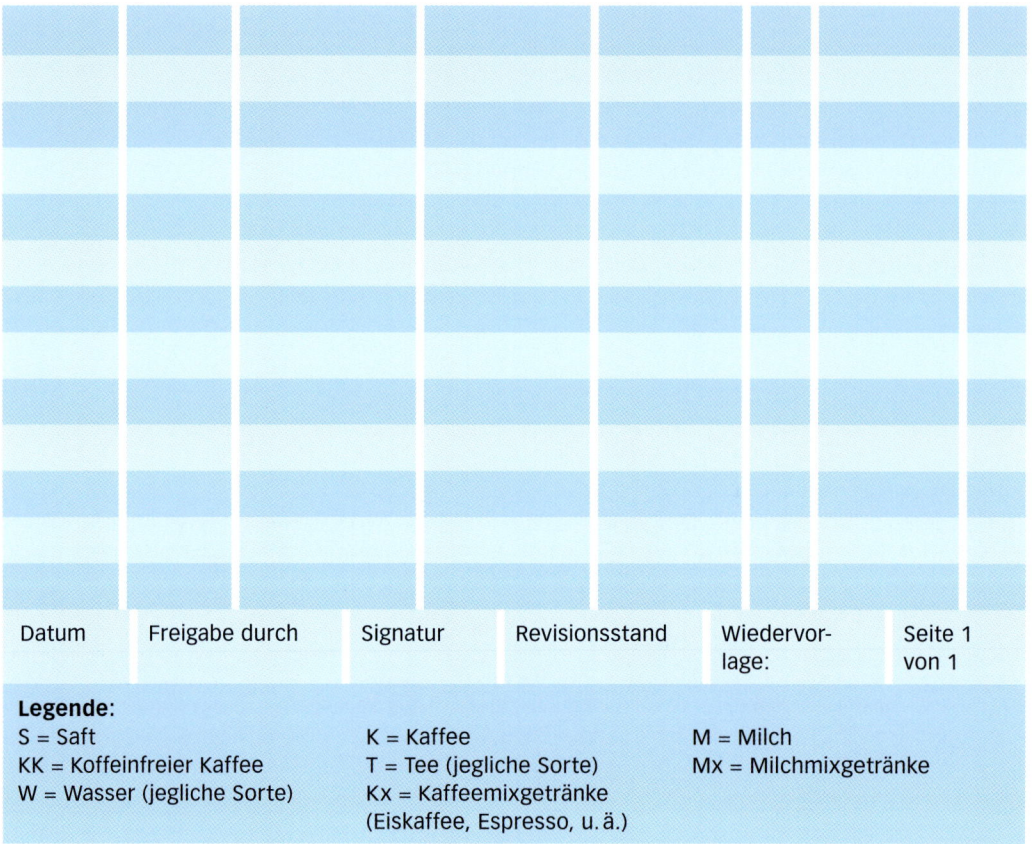

Datum	Freigabe durch	Signatur	Revisionsstand	Wiedervor-lage:	Seite 1 von 1

Legende:

S = Saft	K = Kaffee	M = Milch
KK = Koffeinfreier Kaffee	T = Tee (jegliche Sorte)	Mx = Milchmixgetränke
W = Wasser (jegliche Sorte)	Kx = Kaffeemixgetränke (Eiskaffee, Espresso, u. ä.)	

10.12 Mahlzeitenbogen/Ernährungsprotokoll

Solche Bögen bzw. Protokolle sind bei Klienten zeitweise zu führen, wenn sie u. a. trotz
- ausreichender Nahrungsaufnahme Gewicht verlieren,
- Nahrung verweigern oder
- wenig bis gar keine Nahrung zu sich nehmen.

Hinweis:
Sowohl zum Trinkprotokoll als auch zum Ernährungsprotokoll möchte ich auf Grundsatzstellungnahme »Ernährung und Flüssigkeitsversorgung älterer Menschen« vom MDS (Essen 2003) verweisen, die Sie im Internet bequem downloaden können (unter mds-ev.de)

10.13 Sturzrisikoerkennung

Mit Einführung und Umsetzung des Expertenstandards »Sturzprophylaxe« ergibt sich auch die Notwendigkeit, das Sturzrisiko der Klienten mindestens bei Aufnahme bzw. Pflegebeginn und in regelmäßigen Abständen einzuschätzen.

10.14 Sturzprotokoll

Hat sich nun trotz jeglicher Vorsicht und durchgeführter Maßnahmen ein Sturz ereignet, wird dieser auf einem Sturzprotokoll dokumentieren. Grundsätzlich sollten alle Stürze dokumentiert und pflegefachlich reflektiert werden. Ihre Mitarbeiter sollten sich hierbei an den Expertenstandard des DNQP bzw. für ihre Pflegeeinrichtung modifizierten Standard richten (siehe Seite 138/139) .
»Ein Protokoll trägt mit all seinen Detailfragen wesentlich dazu bei, ein Ereignis, gleich welcher Art, lückenlos und schlüssig darzustellen.« (König 2005, S. 44)
Der weitere Verlauf erfolgt im Berichtsblatt mit Angaben, wie es dem Bewohner nach dem Ereignis erging, wie er sich fühlte, was unternommen wurde, etc.« (König 2005, S. 51 ff.)

10.15 Wunddokumentation

»Eine Vielzahl von zum Teil sehr unterschiedlichen Bögen zur Dokumentation von Wunden wird mittlerweile auf dem Markt angeboten. Wenn auch einige Übereinstimmungen im Bereich der Beschreibung der Wundart und Ursache bestehen, überwiegen doch die Unterschiede vor allem im Aufbau und in der Art der Dokumentation. Viele Bögen beruhen auf dem Prinzip der freien Beschreibung und Verlaufsdokumentation.

Hierdurch wird zwar der forensische Aspekt der Dokumentation für den einzelnen Patienten abgedeckt, aber ein Vergleich zwischen den Patienten im Sinne einer Qualitätskontrolle oder einer retrospektiven Analyse der Behandlungen ist nicht, oder nur mit einem enormen Aufwand möglich.« (Wunddokumentation unter standardisierten Gesichtspunkten am Beispiel eines neuen Dokumentationsbogens von J. Meyer www.coloplast.de)

Auch bei diesem Thema möchte ich auf einschlägige Fachliteratur verweisen bzw. anregen sich mit einem/einer Wundmanager/in zusammenzusetzen und ein eigenes, der Pflegeeinrichtung angepasstes Wunddokumentationssystem zu entwickeln.

Wichtig ist hier ebenfalls der nationale Expertenstandard »Pflege von Menschen mit chronischen Wunden« des DNQP, der im Februar 2008 verabschiedet wurde.

10.16 Leistungsnachweis/Durchführungsnachweis

Die durchgeführten Maßnahmen müssen einschließlich Datum und tageszeitlicher Zuordnung mit dem Handzeichen der Pflegekraft dokumentiert werden. Nach Ablauf des Dokumentationsbogens wird die erbrachte Leistung durch Unterschrift des Pflegebedürftigen bzw. dessen gesetzlichen Vertreters bestätigt. Daraufhin erfolgt die Rechnungsstellung.

Ergänzend zu den Leistungsnachweisen können Leistungen, die sehr häufig innerhalb einer Schicht vorkommen wie z.B.Lagern, Essen reichen, Toilettengänge usw. auf den gesonderten Formularen dokumentiert werden.

Beispiel für ein Ereignis-/Sturzprotokoll im stationären Bereich.

Stempel der Einrichtung

1. Bew. Name: _____   Wohnbereich: _____   Pflegestufe: _____

2. Datum: _____   Uhrzeit: _____

3. *Der Bewohner hat üblicherweise folgenden Hilfebedarf:*
❑ benötigt Hilfe beim Stehen
❑ benötigt Hilfe beim Gehen
❑ läuft mit Gehbock/Deltarad allein
❑ läuft mit Gehbock/Deltarad mit Hilfe
❑ fährt mit dem Rollstuhl allein umher
❑ muss mit dem Rollstuhl gefahren werden
❑ sonstiges:
❑ Der Bewohner hat ein Hilfsmittel, läuft damit aber allein
❑ Der Bewohner hat ein Hilfsmittel, nutzt es aber nicht immer

4. *Bewohner hat eine fixierende Maßnahme folgender Art:*
❑ Bettgitter:
❑ Bauchgurt
❑ Bettgurt
❑ Die Fixierungsmaßnahme ist richterlich genehmigt   ❑ Ja   ❑ Nein
❑ Die Fixierungsmaßnahme ist beantragt seit   ❑ Ja   ❑ Nein
❑ Die Fixierungsmaßnahme auf eigenen Wunsch erfolgt   ❑ Ja   ❑ Nein

5. *Weitere wichtige Informationen:*
Hatte der Bewohner vor dem Ereignis
die Möglichkeit an eine Klingel heranzukommen: ❑ Ja   ❑ Nein
Hat er nach dem Ereignis geklingelt?   ❑ Ja   ❑ Nein, warum nicht?

Wann und **wo** wurde vor dem Ereignis zuletzt nach dem Bewohner gesehen?

_____

Wo befanden sich die Dienst habenden Mitarbeiter zum Zeitpunkt des Ereignisses?

_____

Falls das Ereignis in der Nacht geschah, wann wird in der Regel ein Kontrollgang
bei dem Bewohner durchgeführt?

_____

Die Beleuchtung am Ort des Ereignisses war: ❑ ausreichend   ❑ gut   ❑ schlecht

Der Bewohner trug zum Zeitpunkt des Geschehens
festes Schuhwerk: ❑ Ja   ❑ Nein, folgendes: _____

Der Bewohner trug zum Zeitpunkt des Ereignisses folgende Schutzbekleidung:
❑ *Protektorenhose*   ❑ *Einlegbare Protektoren*
❑ Schutzhelm   ❑ Sonstiges:

▶

6. *Hergang des Ereignisses*
Das Ereignis geschah an folgendem Ort
❏ im Zimmer des Bewohners   ❏ im Speiseraum
❏ in der Nasszelle des Zimmers   ❏ im Aufenthaltsraum
❏ im Flur   ❏ außerhalb des Hauses:

Bewohner wurde am Boden liegend vorgefunden in folgender Stellung:

_____

in der Nähe von folgendem Möbelstück:

_____

Bewohner wurde am Boden sitzend vorgefunden in der Nähe von folgendem Möbelstück:

_____

Kann der Bewohner Angaben zum Hergang machen?   ❏ Nein   ❏ Ja, folgende Angaben:

_____

Können Zeugen den Hergang beschreiben?   ❏ Nein   ❏ Ja, folgende Angaben:

_____

7. *Verletzungen*
Bewohner äußert Schmerzen?   ❏ Nein   ❏ Ja, folgende Angaben:

_____

sichtbare Verletzungen: ❏ Nein   ❏ Ja, folgende Angaben:

_____

Arzt verständigt?   ❏ Ja   ❏ Nein, weil:

_____

Einweisung ins Krankenhaus   ❏ Ja   ❏ Nein

_____

Angehörige/Betreuer unterrichtet

❏ Ja um: _____   ❏ Nein, weil: _____

Unterschrift Mitarbeiter   Qualifikation:

10.17 Hygieneblatt

Das Hygieneblatt ist eine sinnvolle Ergänzung zum Leistungsnachweis, da dieser zum Monatsende ausgeheftet wird. Die Mitarbeiter, die am Monatsanfang aus dem Frei oder Urlaub kommen, haben durch das Ausheften der monatlichen Nachweise häufig nicht die Möglichkeit, bestimmte Maßnahmen der letzten Tage einzusehen.

Daher können und sollen auf dem Hygieneblatt vor allem Maßnahmen dokumentiert werden, die nicht täglich stattfinden, z. B. Nagelpflege, Friseurbesuch oder ein Vollbad.

10.18 Miktionsprotokoll/Kontinenztraining/Toilettenprotokoll

Hier gilt der Expertenstandard Förderung der Harnkontinenz in der Pflege, der sich an alle Pflegefachkräfte in Einrichtungen der ambulanten Pflege, der Altenhilfe und der stationären Gesundheitsversorgung richtet. »*An erster Stelle steht die Einschätzung der Risikofaktoren für eine Harninkontinenz, dann die Beschreibung der möglichen Urinkontinenz sowie des Kontinenzprofils.*« (*Messer* 2008, S. 249)

Es gehört zur Qualitätsentwicklung, dass Miktionsprotokolle geführt werden.

10.19 Maßnahmen zur sozialen Betreuung

In stationären Einrichtungen ist das Klientel durch steigendes Lebensalter und Multimorbidität immer weniger in der Lage, an den Maßnahmen der sozialen Betreuung teilzunehmen.
Der rüstige Rentner, der noch an allem teilnehmen kann, ist heute eher die Ausnahme. Insofern konzentrieren sich die Maßnahmen der sozialen Betreuung heute auf die Wiederherstellung bereits verlorener Fähigkeiten, auf den Erhalt noch vorhandener Fähigkeiten und auf die Vermeidung weiterer Verluste (vgl. *Löser* 2008).

Im Pflege- und Betreuungsbericht oder isoliert im Betreuungsverlauf sollte daher Folgendes beschrieben werden:
- Wie hat sich die Beziehung zwischen dem Mitarbeiter der Sozialen Betreuung und dem Bewohner entwickelt?
- Welche Ressourcen konnten durch entsprechende Maßnahmen erhalten werden (Wie zeigt sich die erhaltene Ressource)?
- Welche Probleme konnten beseitigt oder reduziert werden? Welche haben sich neu entwickelt oder zeigen eine Tendenz zur Veränderung?
- Welche Ziele wurden erreicht?
- Welche Reaktionen zeigte der Bewohner in der Angebotssituation?
- Lassen sich Abweichungen von den Verlaufsbeschreibungen der Pflegenden erkennen?
- Wie ist das Befinden des Betroffenen?

11 Maßnahmen zur Qualitätssicherung

11.1 Pflegevisiten

Bei einer Pflegevisite handelt es sich *»um einen regelmäßigen Besuch bei und ein Gespräch mit dem Klienten über seinen Pflegeprozess« (Heering* 1994). Es geht dabei auch um die Benennung von Pflegeproblemen und Ressourcen etc. Pflegevisiten sind somit ein wichtiges Mittel der Qualitätssicherung. Dabei geht es in erster Linie um den Klienten. Beobachtungen der Arbeitsleistung des Mitarbeiters sollten erst an zweiter Stelle stehen.

Ein Ziel der Pflegevisite ist es, die Pflege des Klienten zu optimieren. Grundlegende Fragen sollten in jeder Pflegevisite vorkommen:
- Wie zufrieden ist der Klient?
- Wie zufrieden sind die Angehörigen?
- Liegen Freiheitsentziehende Maßnahmen vor?
- Entsprechen die derzeitigen Leistungen den Bedürfnissen?
- Benötigt der Klient ein Hilfsmittel?

11.1.1 Konzept

Das Pflegevisitenkonzept beschreibt die
- Ziele
- Ablauf
- benötigten Unterlagen
- Voraussetzungen
- Auswertung der Pflegevisiten

Pflegevisitenkonzept (Beispiel)

Zielsetzung
Ergebnisqualität der Pflegeintervention
Die fachliche Überprüfung der Pflege durch Pflegefachkräfte ist gewährleistet

Verantwortung für die Leistungserbringung
Fachaufsicht: leitende Pflegefachkraft (PDL)
Durchführung: PDL, stellvertretende PDL, von dieser delegierten und in Pflegevisite geschulten Pflegefachkraft

Mitgeltende Unterlagen
- Pflegevisitenprotokoll
- Dokumentationsvisitenprotokoll
- Sämtliche Pflegedokumentationsunterlagen

▶

Umsetzung

Die Pflegevisite als eine Form des strukturierten Klientenbesuchs dient dem Ziel der Überprüfung pflegerischer Leistung sowie deren Qualität. Die Pflegevisite dient der Beurteilung und Optimierung der Qualität im Hinblick auf:

- Fachlichkeit
- Angemessenheit
- Klientenorientierung
- Zufriedenheit

Die Pflegevisite wird halbjährlich durchgeführt bzw. kurzfristig, um evtl. vorhandene Probleme frühzeitig zu erkennen und die Zufriedenheit von Klient/Mitarbeiter festzustellen. (vgl. **Hellmann & Kundmüller** 2006).

Vorbereitung:

- Information des Klienten zum Termin der Pflegevisite, bei gleichzeitiger Information über Zweck, Dauer und Art der Durchführung durch die visitierende Pflegefachkraft
- Information an die Pflegeperson, falls gewünscht oder erforderlich Information an Angehörige, Bezugspersonen oder Betreuer
- Vorbereitung der Unterlagen zur Durchführung, sofern vorhanden: Einsichtnahme in Protokolle vorangegangener Pflegevisiten

Durchführung:

Die Pflegevisite findet vor Ort statt. Es gilt zu beachten, dass Pflegevisiten die tägliche Routine unterbrechen, dies erfordert ggf. eine andere Zeit- und Arbeitsplanung. Das Gespräch dauert bis 30 Minuten, letztendlich ist die Dauer jedoch abhängig von der aktuellen Situation vor Ort. Die Phase der Durchführung umfasst:

- Aufsuchen des Klienten/der Klientin in seinem/ihrem Lebensbereich, Begrüßung und nochmalige kurze Information
- Feststellung des aktuellen Befindens, der Bedürfnisse und der Zufriedenheit des Klienten/der Klientin in Form eines strukturierten Gesprächs anhand der Zufriedenheitsabfrage und Abstimmung des aktuellen Zustands mit dem Pflegeprozess (Dokumentation)
- Festlegung von notwendigen pflegebezogenen Veränderungsmaßnahmen bzw. Festlegung neuer Ziele vor Ort
- Information des Klienten/der Klientin über die Ergebnisse und eventuelle Veränderungen
- Vermerk der Pflegevisite in der Pflegedokumentation (Berichteblatt)
- Beendigung der Visite durch Verabschiedung

Nachbereitung:

Die Nachbereitung sollte nicht vor Ort stattfinden. Sie dient der Reflexion des Gesamtgeschehens, der Besprechung von Maßnahmen, der Planung, Einleitung und Durchführung von notwendigen Veränderungen.

Eine Besprechung der Ergebnisse der Pflegevisite sollte gemeinsam mit der pflegenden Person möglichst zeitnah zur Pflegevisite stattfinden.

11.1.2 Terminierung und Aktualität

Zur termingerechten Umsetzung der anstehenden Pflegevisiten sollten Sie sich zu Jahresbeginn eine Übersichts- bzw. Terminierungstabelle erstellen, in der alle Klienten stehen. Geben Sie hier Soll-Termine ein. Wenn Sie die Pflegevisiten selbst durchführen, übertragen Sie diese Termine monatlich in Ihren Kalender oder in das Outlook-Programm Ihres PCs. Sollten Sie bestimmte Termine nicht durchführen, z. B. weil sich der Klient im Krankenhaus befindet, setzen Sie einen neuen Termin an. Neuzugänge bzw. ein Pflege-Ende müssen aktualisiert werden. Dies sind z. B. Gründe, weshalb Sie die Termine nicht vorab für ein Jahr direkt in ihren Kalender schreiben sollten.

Sind mehrere Mitarbeiter für die Durchführung der Pflegevisiten zuständig, sollte jeder Zugriff auf die Tabelle haben, ggf. auch die Pflegedienstleitung.

Markieren Sie sich Soll-Termine in Rot und Ist-Termine in Grün. Eine Excel™-Tabelle bietet sich an, da die Funktion des Autofilters ein gutes Hilfsmittel ist, um die Klienten z. B. nach Wohnbereich zu unterteilen.

Tabelle 12: Pflegevisitenübersicht

Dokumentationsvisite

Klient	PS	Jan.	Feb	März	Apr	Mai	Juni	Juli	Aug	Sep	Okt	Nov	Dez
A, Ruth	2				25								
B, Hubert	2		14				15						
B, Rita	1	19											
B, Erika	1	19											
C., Susanne	2		27										
D., Erika	2						16						
E., Christa	0												
E, Gerda	2				22								
F., Johanna	1	19											
F, Ingrid	2				22								
G, Karla	1						14						
G, Vera	1		13				15						
L, Karin	1				26								
R, Otto	0	x	x	x	x		14						
S, Manfred	1	x	x	x	x	x							
T, Helene	1		13				16						
U, Ursula	3		13				15						

Pflegevisite

Klient	PS	Jan.	Feb	März	Apr	Mai	Juni	Juli	Aug	Sep	Okt	Nov	Dez
A, Ruth	2												
B, Hubert	2		14				15						
B, Rita	1	19											
B, Erika	1	19											
C., Susanne	2		27										
D., Erika	2												
E., Christa	0												
E, Gerda	2												
F., Johanna	1	19											
F, Ingrid	2												
G, Karla	1						14						
G, Vera	1		13				15						
L, Karin	1												
R, Otto	0	x	x	x	x		14						
S, Manfred	1	x	x	x	x	x							
T, Helene	1		13				16						
U, Ursula	3		13				15						

Pflegevisite bei Pflegestufe 0 = 1 x jährlich und bei Bedarf
Pflegevisite bei Pflegestufe 1 und 2 = 2 x jährlich und bei Bedarf
Pflegevisite bei Pflegestufe 3 = 3 x jährlich und bei Bedarf

x = Klient abwesend, bzw. erst später Pflegebeginn

11.1.3 Pflegevisitenprotokoll (Beispiel)

Logo
Pflegeeinrichtung

Pflegevisitenprotokoll

Name, Vorname des Klienten:

Geb.:   Pflegestufe:

Durchführende Pflegefachkraft

Datum:

Anwesende Personen:

▪ Routinevisite   ▪ Anlassbezogene Pflegevisite

Anlass:
Hiermit erkläre ich mich einverstanden zur Durchführung der heutigen Pflegevisite in meiner Häuslichkeit.

_____

Unterschrift Klient

Umfeld

Pflegedokumentation liegt beim Klienten	❏ vor	❏ nicht vor, Grund
Wohnungszustand		
Wohnraum	❏ sauber/gepflegt	❏ Mängel:
Schlafzimmer	❏ sauber/gepflegt	❏ Mängel:
Küche	❏ sauber/gepflegt	❏ Mängel:
Bad	❏ sauber/gepflegt	❏ Mängel:
Weitere Räume	❏ sauber/gepflegt	❏ Mängel:
Besonderheiten:		

Hilfsmittel   ❏ vorhanden   ❏ benötigt wird:
❏ Hausnotruf   ❏ Fahrbarer Mittagstisch   ❏ Einkaufslieferservice

Liegen Freiheitsentziehende Maßnahmen vor?	❏ Nein	❏ Ja, welche?
Einwilligung des Klienten vorhanden?	❏ Ja	❏ Nein
Klient führt Maßnahme selbst durch	❏ Ja	❏ Nein
Genehmigung vom Amtsgericht vorhanden	❏ Ja	❏ Nein
Antrag beim Amtsgericht gestellt?	❏ Ja	❏ Nein

Folgende Maßnahme ist einzuleiten:

▶

Klient

Klientenzustand

Äußeres Erscheinungsbild: ❑ gepflegt ❑ Mängel
❑ Bearbeitung durch

Kleiderzustand: ❑ gepflegt ❑ passend ❑ temperaturentsprechend
❑ Mängel
❑ Bearbeitung durch

Hautzustand: ❑ normal ❑ trocken ❑ fettig
❑ Hautdefekte ❑ Hautturgor:

Ernährungszustand: ❑ normal ❑ adipös ❑ kachektisch ❑ BMI

Entsprechen die geplanten Leistungen dem aktuellen Pflegebedarf?
❑ Ja ❑ Nein, warum nicht
❑ Bearbeitung durch

Werden zusätzliche Leistungen erbracht?
❑ Ja ❑ Nein
❑ Bearbeitung durch

Ist die Versorgung des Klienten sichergestellt?
❑ Ja ❑ Nein, warum nicht
❑ Bearbeitung durch

Wird eine aktivierende Pflege durchgeführt?
❑ Ja ❑ Nein, warum nicht
❑ Bearbeitung durch

Wird die Pflege fachgerecht durchgeführt?
❑ Ja ❑ Nein, warum nicht
❑ Bearbeitung durch

Werden Wünsche des Klienten/Angehörige berücksichtigt?
❑ Ja ❑ Nein, warum nicht
❑ Bearbeitung durch

Werden Beschwerden aufgenommen und bearbeitet?
❑ Ja ❑ Noch nicht vorgekommen
❑ Nein, warum nicht
❑ Bearbeitung durch

Wird die Privatsphäre gewahrt?
❑ Ja ❑ Nein, warum nicht
❑ Bearbeitung durch

Zufriedenheit des Klienten:

Zufriedenheit der Angehörigen:

11.1.4 Dokumentationsvisitenprotokoll (ambulant/stationär)

Logo
Pflegeeinrichtung

Dokumentationsvisitenprotokoll

Name des Klienten: Geburtsdatum:

Durchführende Pflegefachkraft: Durchführungsdatum:

Zuständig für die Dokumentation:

Protokoll in Kopie verteilt an:

Zur Kenntnis genommen durch PDL:

Datum:

Allgemeines:
Liegt die Dokumentationsmappe sauber vor?
❏ ja   ❏ Mängel
         Behebung durch:

Ist die Reihenfolge der Dokumentationsblätter korrekt
❏ ja   ❏ Mängel
         Behebung durch:

Sind die Dokumentationsblätter in einem ordentlichen und sauberen Zustand?
❏ ja   ❏ Mängel
         Behebung durch:

Sind alle Dokumentationsblätter der letzten 3 Monate in der Mappe vorhanden?
❏ ja   ❏ Mängel
         Behebung durch:

Stammblatt:
❏ vollständig ausgefüllt   ❏ Mängel:
                            Behebung durch:

Pflegeanamnese:
❏ vollständig ausgefüllt   ❏ Mängel:
                            Behebung durch:

▶

Biografie:
❑ vollständig ausgefüllt   ❑ Mängel:
   Behebung durch:

Medikamentenblatt
korrekt geführt
❑ ja   ❑ Mängel
          Behebung durch:

Durchführungsnachweis:
15. korrekt geführt
❑ ja

Sturzrisikoerkennung:
16. mind. xxx Mal monatlich geführt
❑ ja   ❑ nein

Pflegeplanung:
17. ❑ aktuell   ❑ Geschrieben am:
                         Evaluiert am:
                         Evaluiert am:

18. Berücksichtigt die Planung die Ressourcen des Klienten?
❑ ja   ❑ nein, Mängel

19. Sind Pflegeziele realistisch geplant?
❑ ja   ❑ nein, Mängel:

20. Sind aktivierende Pflegemaßnahmen geplant?
❑ ja   ❑ nein   ❑ so weit möglich   ❑ Mängel

21. Sind erforderliche Prophylaxen geplant?
❑ ja   ❑ nein, Mängel:

22. Sind die vorhandenen Pflegerichtlinien/Standards berücksichtigt?
❑ ja   ❑ nein, Mängel:

Wunddokumentation:
23. korrekt geführt
❑ entfällt   ❑ ja   ❑ nein

Dekubitusrisikoerkennung:
24. mind. xx Mal monatlich geführt
❑ entfällt   ❑ ja   ❑ nein

Einfuhrplan/Trinkprotokoll:
25. korrekt geführt
❑ entfällt   ❑ ja   ❑ nein

▶

Berichteblatt:

26. mind. 1x wöchentlich geführt

❏ ja   ❏ nein

27. Ist die Zusammenfassung des vorherigen Berichteblattes vorhanden?

❏ ja   ❏ nein

Lagerungsplan:

28. korrekt geführt

❏ entfällt   ❏ ja   ❏ nein

Auswertung:

29. Ist der Pflegeprozess erkennbar?

❏ ja   ❏ nein

11.1.5 Auswertung

Einmal jährlich können Sie als Qualitätsbeauftragte/r die Pflegevisiten auswerten und bestimmte Ergebnisse Mitarbeitern und Pflegedienstleitung präsentieren. Wählen Sie bestimmte Zahlen, Daten und Fakten aus, die besonders häufig vorgekommen sind, oder deren Ergebnisse, z. B. Kundenzufriedenheit oder Pünktlichkeit Ihrer Mitarbeiter, besonders auffallend sind.

Tabelle 13: Beispiel einer Pflegevisitenauswertung.

Pflegedienst Mustern 11111 Mustern	
Auswertung Pflegevisiten 2007	
Durchgeführte Pflegevisiten	74
Abgelehnte Pflegevisiten	**3**
Kundenzufriedenheit	**»sehr« 62 von 74 (94,6 %)** **»bin zufrieden« 5 von 74 (6,75 %)** **»keine Aussage möglich« (0,09 %)**
Durchgeführte Dokumentationsvisiten	107
Neuerstellung der Pflegeplanung notwendig	72 von 107
Angehörigenzufriedenheit	72 von 74
Pünktlichkeit der Mitarbeiter	67 von 74
Anpassung der Leistungen notwendig	13 von 74
Hilfsmittelbestellung notwendig	4 von 74
...	...

▶

11.2 Einarbeitung von Mitarbeitern

Eine systematische Einarbeitung wird jeder neue Mitarbeiter als sehr hilfreich und entlastend empfinden – und sie ist gesetzlich gefordert. Nicht ohne Grund: Vor allem zahlt es sich nach der Einarbeitungszeit aus, wenn der neue Mitarbeiter in die Handlungsabläufe gut eingearbeitet wurde und sich sicher im Umgang mit den Klienten, Formularen und Vorgängen fühlt.

Im Rahmen der Einarbeitung der Mitarbeiter wird festgelegt, wer für den neuen Mitarbeiter zuständig ist. Das bedeutet, dass bereits bei der Dienstplanerstellung die Einarbeitung eines neuen Mitarbeiters Berücksichtigung finden sollte.

Nach einem festgelegten Zeitraum (im Konzept beschrieben, eventl. Jedoch individuell abweichend) ist die Einarbeitung zwar abgeschlossen, aber auch danach können immer wieder Fragen auftreten.

11.2.1 Einarbeitungskonzept

Unter dem Punkt 6.11 der QPR finden Sie die Anforderungen an das Einarbeitungskonzept:
- Zielvorgaben im Konzept
- Zeitliche Vorgaben im Konzept
- Inhaltliche Vorgaben im Konzept
- Pflegefachkraft als Ansprechpartner im Konzept benannt
- Differenzierung nach Qualifikation der Mitarbeiter im Konzept
- Einarbeitungsbeurteilung im Konzept
- Konzept angewandt

11.2.2 Einarbeitungscheckliste

Anhand der Einarbeitungscheckliste können der neue Mitarbeiter und der für die Einarbeitung verantwortliche Mitarbeiter innerhalb der ersten Wochen die meisten und wichtigsten Punkte abarbeiten. Zu einem im Vorfeld festgelegten Termin sollte die Liste gezielt überprüft werden, wie weit die Einarbeitung bereits ist.

Bestimmte Punkte können auch theoretisch besprochen werden. Abgearbeitete Punkte sollten von dem neuen und verantwortlichen Mitarbeiter per Handzeichen abgezeichnet werden.

Tabelle 14: Einarbeitungscheckliste *(vgl. Müller 2008)*.

Ambulanter Pflegedienst XY 11111 Mustern **Einarbeitungscheckliste**			
Datum		Handzeichen Anleiter	Handzeichen neuer MA
	Dienst- und Verfahrensanweisungen		
	Arbeitszeitenregelung		
	Dienstplan		
	Einsatzplan		
	Urlaubsregelung		
	Pflegeleitbild, Trägerleitbild		
	Pflegetheoretisches Konzept		
	Organisationsstandards		
	Pflegeprozessplanung		
	Pflegedokumentation		
	Verhalten im Krankheitsfall		
	Hygienevorschriften		
	Handzeichenliste		
	Mitarbeiterteam		
	Klienten		
	Angehörige		
	Räumlichkeiten		
	Telefonanlage		
	Umgang mit Klientenschlüsseln		
	Umgang mit Dienstfahrzeugen		
	Umgang/Führen des Tourenplans		
	Umgang mit ärztlichen Verordnungen		
	Bestellen von Hilfsmitteln		
	Blutdruckmessgerät		
	Blutzuckermessgerät		
	Patientenlifter etc.	...	...
	Sonden/Vernebler	...	...
	Wechseldruckmatratzen		

▶

	Pflegebetten			
	Notfallstandards			
	Unfallverhütungsvorschriften			
	Schadensmeldungen			
	...		...	...
Datum:	Freigabe durch:	Signatur:	Revisionsstand	Seite 1 von 1

11.2.3 Einarbeitungsgespräch

Im Laufe der Einarbeitung sollten mit dem neuen Mitarbeiter mehrere Gespräche geführt werden, die ergänzend zur Checkliste protokolliert werden. In diesen kurzen Gesprächen (ca. zehn Minuten) sollte die Stimmung des neuen Mitarbeiters, der eigene Eindruck, die Vorstellungen sowie der Eindruck des Teams bzw. des verantwortlichen Mitarbeiters besprochen werden.

Sowohl Positives als auch Negatives sollte angesprochen werden, um möglichst schnell Lösungen zu finden und keinen Frust aufkommen zu lassen.

11.3 Praktische Anleitung von Mitarbeitern

Langjährige Mitarbeiter benötigen immer wieder Rücksprache und Anleitung bei Situationen, die selten vorkommen oder mit denen sie noch überhaupt keine Erfahrungen gemacht worden sind. Für diese Fälle sollten einige Möglichkeiten vorgesehen sein, damit der Mitarbeiter weiß, wie er sich zu verhalten hat. Schön wäre es, wenn schnell mit einer Touren- bzw. Praxisbegleitung reagiert werden kann.

11.3.1 Touren-/Praxisbegleitung

Im ambulanten Bereich fahren die Mitarbeiter allein zu den Klienten und führen dort die Betreuung und Pflege durch. Im stationären und teilstationären Bereich geht die Bezugspflegekraft meist allein in die Zimmer der Bewohner.

Wie soll also die Arbeit der Mitarbeiter vor Ort kontrolliert, beobachtet, korrigiert, eingeschätzt, beurteilt und optimiert werden? Oder: Wie sollen Sie dem Mitarbeiter direkte und praktikable Hilfe leisten, wenn Sie die Örtlichkeiten und gegebenen Umstände nicht kennen?

Sie können dies im Rahmen von Pflegevisiten tun. Jedoch sollten Sie sich auf eine Hauptperson konzentrieren und bei den Pflegevisiten ist das der Klient. Führen Sie daher regelmäßig Tourenbegleitungen/Praxisbegleitungen durch, in denen die Hauptperson die Pflegekraft ist.

Setzen Sie auch hier vorher fest, was Sie erreichen möchten. Möchten Sie

- kontrollieren,
- beobachten,
- beraten oder
- optimieren?

Sprechen Sie mit dem Mitarbeiter vorher einen Termin ab, wann es am besten in die Tour/ Dienst passt, welcher Mitarbeiter bei welchen Klienten Bedarf an Begleitung hat.

Ein Vorgespräch, auf was besonders geachtet werden soll, ist hilfreich. Versuchen Sie die Touren- und Praxisbegleitungen zu einer »normalen Sache« zu machen, bei der keinem Mitarbeiter »der Kopf abgerissen wird«. Versuchen Sie daher, alle Mitarbeiter gleich häufig zu begleiten.

Diese Begleitungen können Sie sich als Qualitätsbeauftragter z.B. mit der stellvertretenden Pflegedienstleitung, der Wohnbereichsleitung und dem Praxisanleiter teilen. Bei größeren Pflegeeinrichtungen können Sie auch Stationsverantwortliche und ausgewählte Mitarbeiter zu Praxisbegleitungen anleiten, diese sollten dann jedoch nicht dort eingesetzt werden, wo sie normalerweise arbeiten.

11.3.2 Praxisbegleitungsprotokoll

Ein für die Praxisbegleitung entwickeltes Protokoll dient der einheitlichen Durchführung, als Grundlage für eine spätere Auswertung und als Checkliste für den Begleiter. Außerdem dient es als Gedächtnisstütze für ein anschließendes Reflexionsgespräch sowie als Nachweis für die durchgeführte Praxisbegleitung.

Das Protokoll soll kein geheimes Dokument sein, denn es dient der Verbesserung. Eine Weiterleitung zur Kenntnisnahme an die Pflegedienstleitung ist sinnvoll.

Beispielformular Praxisbegleitungsprotokoll

Praxisbegleitungsprotokoll **Ambulanter Pflegedienst XY** **11111 Mustern**	
Datum:	Begleiteter Mitarbeiter:
Uhrzeit:	Begleitet durch:
1. Angaben zur Struktur	
2. Angaben zur Fachlichkeit	

▶

3. Angaben zum Umgang mit dem Klienten				
Datum	Freigabe durch	Signatur	Revisionsstand	Seite 1 von 1

11.3.3 Personalentwicklung

Die Personalentwicklung ist Aufgabe der Leitungsebene. Sie umfasst die Förderung und Weiterentwicklung von persönlichen und fachlichen Fähigkeiten, die dann der Pflegeeinrichtung bzw. dem Unternehmen dienen.

Als Qualitätsbeauftragte/r können Sie aufgrund der vorhandenen Praxisbegleitungen, Erfahrungen aus Fortbildungen usw. der Leitungsebene unterstützend und hilfreich zuarbeiten.

11.3.4 Internes Audit

Ein internes Audit dient dem Informationsaustausch zwischen Auditor und Auditiertem. Es sollte nicht in eine Kontrolle »ausarten«, sondern ist ein Gespräch mit dem Ziel der Verbesserung des Qualitätsmanagementsystems.

»Interne Audits lassen sich in unterschiedliche Durchführungsarten aufteilen:
1. Die Systemaudits überprüfen (vergleichbar dem externen Zertifizierungsaudit) das gesamte Qualitätsmanagementsystem, als die schriftliche Dokumentation und die Einhaltung der im Qualitätsmanagementhandbuch festgelegten Regeln. Es ist von der Nom vorgegeben, regelmäßige Qualitätsaudits durchzuführen. In der Regel wird das gesamte Qualitätsmanagementsystem jährlich betrachtet. …
2. Die Verfahrensaudits (oder auch Prozessaudits) überprüfen, ob eine bestimmte schriftliche Verfahrensanweisung (eine schriftliche Regelung aus dem Qualitätsmanagementhandbuch)
- aktuell ist,
- ob sie inhaltliche und/oder formale Schwachstellen hat und welche Möglichkeiten der Verbesserung zu finden sind,
- ob sie die Abläufe inhaltlich, formal und chronologisch korrekt beschreibt und
- ob sie bei den Mitarbeitern bekannt ist und auch regelmäßig angewendet wird.« (Florstedt-Borowski 2007)

11.4 Anleitung von Auszubildenden

Die Anleitung der Auszubildenden sollte durch einen Praxisanleiter bzw. eine examinierte Bezugsperson, die im Vorfeld benannt wurde, geschehen, bzw. in deren Abwesenheit durch einen Vertreter, der auch im Vorfeld benannt ist.

Jeder Praxiseinsatz des Auszubildenden sollte mit einem Erstgespräch beginnen, in dem die zu erlernenden Tätigkeiten festgelegt werden, eventuelle Fragen aus dem vorigen Praxiseinsatz besprochen werden können, Fragen, die sich aus dem Schulblock ergeben haben und auch organisatiorische Fragen.

In einem Zwischengespräch kann man überprüfen, ob man auf dem richtigen Weg ist, die im Erstgespräch gewünschten und benötigten Fähigkeiten erreicht wurden. Ein Abschlussgespräch am letzten Tag schließt die Anleitung für diesen Praxiseinsatz ab.

Als Qualitätsbeauftragte/r sollten Sie mehrmals jährlich eventuell zusammen mit der Pflegedienstleitung und dem Praxisanleiter die Ergebnisse der Arbeit auswerten und beurteilen. In diesem Rahmen können dann auch Entscheidungen darüber gefällt werden, wie viele Auszubildende maximal auf einem Wohnbereich eingesetzt werden können, ob bestimmte Stationen aufgrund der Personal- oder Klientensituation keine Auszubildenden zugeteilt bekommen, usw.

In großen Pflegeeinrichtungen sollte auf jeder Station mindestens ein ausgebildeter Praxisanleiter für die Anleitung der Auszubildenden und für die Einarbeitung neuer Mitarbeiter eingesetzt sein.

Regelmäßige Treffen der Praxisanleiter zum Austausch und zur Verbesserung der Anleitung sollten stattfinden. Sie als Qualitätsbeauftragter müssen nicht bei jedem Treffen dabei sein. Das Protokoll sollten Sie jedoch immer bekommen.

11.5 Praktischer Ausbildungsplan

Durch Verwendung eines selbst erstellten praktischen Ausbildungsplans kann Ihre Pflegeeinrichtung eine systematische und lernfeld- (bzw. lernbereichs)orientierte Ausbildung sicherstellen und dokumentieren.

Im Krankenhaus und Pflegeheim kann je nach Schwerpunkt der einzelnen Stationen und Wohnbereiche ein individueller praktischer Ausbildungsplan entworfen werden. In der ambulanten Pflege finden sich spezielle Tätigkeiten, wie z. B. den Umgang mit Klientenschlüsseln, Dienstfahrzeugen, Beschaffung von Hilfsmitteln usw.

Hier bietet sich an, dass in einer Arbeitsgemeinschaft mit den Praxisanleitern der Stationen/ Wohnbereiche und der einzelnen Ausbildungsstätte auch die allgemein notwendigen Fähigkeiten in den praktischen Ausbildungsplan eingepflegt werden.

Die Lernfeldbezeichnung erhalten Sie oder der Praxisanleiter von der Ausbildungsstätte. Laut Altenpflegeausbildungsgesetz muss ein praktischer Ausbildungsplan in der Einrichtung vorhanden sein. Teile des praktischen Ausbildungsplans können und sollten aus der Einarbeitungscheckliste für neue Mitarbeiter stammen.

Beispiel für einen praktischen Ausbildungsplan (ambulant/stationär).

Lern-feld	Zeitraum	Zu vermittelnde Kenntnisse und Fertigkeiten	Lernort	Lernmethode	Anleiter Hand-zeichen Datum
		Logo Pflegeeinrichtung			
		I. Ausbildungsjahr			
		1. Einsatz			
	Ab 1. Tag	Mithilfe bei der Grundpflege unter Beobachtung des Haut-zustandes und der Hygiene	Vor Ort	Zeigen/Erklären	
	Ab 1. Tag	Räumlichkeiten kennen lernen; Vorstellung der Mitarbeiter und Leitungskräfte vor Ort	Einrichtung	Zeigen/ Erklären	
	Ab 1. Tag	Klienten kennen lernen; Tagesablauf kennen lernen	Einrich-tung/ vor Ort	Zeigen/ Erklären	
	1. und 2. Woche	Hygienemaßnahmen kennen und korrekt anwenden	Einrich-tung/ vor Ort	Erklärung/ Lesen des Hygieneplans	
	1. und 2. Woche	Einfache Zubereitung von Mahl-zeiten durchführen können;	Einrich-tung/ vor Ort	Erklärung/ Learning-by-doing	
	1. und 2. Woche	Beobachtung und Mithilfe bei der Mündlichen und schriftlichen Übergabe bzw. Weiterleitung von Beobachtungen an Pflege-kräfte	Einrich-tung/ vor Ort	Zusehen/Anlei-tung/Learing-by-doing	
	1. und 2. Woche	Zahnprothesen einsetzen, entfernen, reinigen, sicher aufbewahren können	Vor Ort	Zusehen/Anlei-tung/Learing-by-doing	
	1. und 2. Woche	Brille auf- und absetzen können; Pflege bzw. Reinigung einer Brille; Sichere Aufbewahrung einer Brille gewährleisten können; Weitere Seh-Hilfsmittel benennen können	Vor Ort	Erklärung/Lear-ning-by-doing	
	1. und 2. Woche	Kommunikationsmittel zwischen Pflegekräfte verschiedener Schichten und an die PDL kennen und anwenden können	Einrichtung	Erklärung	

▶

Lern-feld	Zeitraum	Zu vermittelnde Kenntnisse und Fertigkeiten	Lernort	Lernmethode	Anleiter Hand-zeichen Datum
	1. und 2. Woche	Auszubildende erkennt pflegere-levante Merkmale bei der Haut-beobachtung, erkennt Ressourcen;	Vor Ort	Theorie/ Erklären/ Learning-by-doing	
	3. und 4. Woche	Umgang mit Klientenschlüsseln kennen (inklusive Schlüsselliste, Nummerierung, Verlust, Verviel-fältigung);	Einrich-tung/ vor Ort	Zeigen/ Erklären	
	3. und 4. Woche	Blutdruck und Puls messen können; Normwerte kennen; Grenzwerte kennen; Messorte nennen können; Besonderheiten bei kachektischen und adipösen Menschen kennen; Physiolo-gische Abweichungen kennen;	Einrich-tung/ vor Ort	Theorie/ Erklären/ Learning-by-doing	
	3. und 4. Woche	Übernahme der Grundpflege unter Anleitung, inklusive Hautpflege, Haarpflege. Hautzu-stand bewerten können;	Vor Ort	Zusehen/Anlei-tung/Learing-by-doing	
	3. und 4. Woche	Inkontinenzhilfsmittel kennen und einsetzen können;	Einrich-tung/ vor Ort	Lesen von Hilfsmittel-katalogen	
	3. und 4. Woche	Kontrakturenprophylaktische Maßnahmen benennen und durchführen können; Ursachen und Risiken erkennen und folgerichtig handeln können; Informationen weitergeben können	Vor Ort	Zusehen/Anlei-tung/Learing-by-doing	
	3. und 4. Woche	Pneumonieprophylaktische Maßnahmen benennen und durchführen können; Ursachen und Risiken erkennen und folgerichtig handeln können; Informationen weitergeben können	Vor Ort	Erklärung	
	3. und 4. Woche	Jahreszeitliche Dekoration durchführen können	Vor Ort	Zusehen/Anlei-tung/Learing-by-doing	
	5. bis 8. Woche	Wiederholung und Festigung aller bisherigen Tätigkeiten	Vor Ort	Anleitung	

▶

Lern-feld	Zeitraum	Zu vermittelnde Kenntnisse und Fertigkeiten	Lernort	Lernmethode	Anleiter Hand-zeichen Datum
	7. und 8. Woche	Umgang mit Daten kennen und anwenden; Datenschutzbestim-mungen kennen und anwenden; Theoretische Grundlagen der Schweigepflicht kennen und anwenden;	Einrich-tung/ vor Ort	Erklärung/ Handout	
**I. Ausbildungsjahr**
**2. Einsatz**
	1. Woche	Wiederholung und Festigung aller bisherigen Tätigkeiten	Vor Ort	Anleitung	
	2. Woche	Sicherer und professioneller Umgang mit schwerhörigen Klienten; Hörgerätetypen kennen, einsetzen und pflegen können;	Vor Ort	Anleitung/ Learing-by-doing	
	2. Woche	Für eine saubere, angenehme Umgebung des Klienten sorgen können; Vorschläge mit dem Klienten ausarbeiten und umsetzen; Auf funktionstüchtige Elektrogeräte achten können	Vor Ort	Anleitung/ Learing-by-doing	
	3. und 4. Woche	Lagerungen zur Dekubituspro-phylaxe kennen und durchführen können; Risiko-Skala kennen; Risikostellen und -klienten kennen und benennen können	Vor Ort	Unterstützung/ Learning-by-doing	
	3. und 4. Woche	Hygienischer Umgang mit Cremes und Salben ist gewähr-leistet; Hilfestellung bei Juckreiz kennen und geben können	Vor Ort	Unterstützung/ Learning-by-doing	
	3. und 4. Woche	Auszubildende versorgt Klienten in der direkten Pflege, unter-stützt Klienten bei Bewegungs-einschränkungen;	Vor Ort	Learing-by-doing	
	5. und 6. Woche	Lagerungen zur Dekubituspro-phylaxe kennen und durchführen können; BRADEN-Skala kennen; Risikostellen und -klienten kennen und benennen können	Vor Ort	Learning-by-doing	

▶

Lern-feld	Zeitraum	Zu vermittelnde Kenntnisse und Fertigkeiten	Lernort	Lernmethode	Anleiter Hand-zeichen Datum
	5. und 6. Woche	Hilfsmittel benennen und einsetzen können; Qualifizierter Umgang, Pflege und Wartung von Hilfsmitteln	Einrich-tung/ vor Ort	Lesen von Hilfsmittel-katalogen	
	6. bis 8. Woche	Wiederholung und Festigung aller bisherigen Tätigkeiten	Vor Ort	Anleitung	
	6. bis 8. Woche	Gesprächsführung mit Klienten;	Vor Ort	Anleitung/ Learning-by-doing	
	6. bis 8. Woche	Beschäftigungsangebote kennen, anbieten und durch-führen können;	Vor Ort	Learning-by-doing	
	6. bis 8. Woche	Stammdaten erheben können; Erstgespräch führen können;	Vor Ort	Zusehen/Anlei-tung/Learning-by-doing	
	6. bis 8. Woche	Gewicht wiegen können; Alter-native Messmethoden zur Gewichtsüberwachung kennen und durchführen können; Hilfs-mittel kennen; Fehlerquellen kennen und beseitigen können	Vor Ort	Learning-by-doing	
I. Ausbildungsjahr					
3. Einsatz					
	1. Woche	Wiederholung und Festigung aller bisherigen Tätigkeiten	Vor Ort	Learning-by-doing	
	2. Woche	Arbeitsablauf organisieren können; Prioritäten setzten können; Tagesstrukturierung von 1 Klienten selbstständig organi-sieren und durchführen können	Vor Ort	Anleitung/Lear-ning-by-doing	
	2. Woche	Augenpflege durchführen können, Uhrglasverband anlegen können, Veränderungen am und im Auge erkennen.	Einrich-tung/ vor Ort	Anleitung/Lear-ning-by-doing	
	2. Woche	Ein-Ausfuhr-Bilanz führen und berechnen können	Vor Ort	Zusehen/Anlei-tung/Learing-by-doing	

▶

Lern-feld	Zeitraum	Zu vermittelnde Kenntnisse und Fertigkeiten	Lernort	Lernmethode	Anleiter Hand-zeichen Datum
	2. Woche	Sturzrisikoerhebungsskala kennen, ausfüllen und evaluieren können	Vor Ort	Erklärung	
	3. und 4. Woche	Beschaffung von Hilfsmitteln kennen; Vorgehensweise bei einer Beantragung auf Pflege-stufe kennen; Vorgehensweise bei einer Betreuungsbeantra-gung kennen;	Einrichtung	Anleitung/ Unterstützung/ Learning-by-doing	
	3. und 4. Woche	Arbeits- und Brandschutz-bestimmungen kennen und anwenden können;	Vor Ort	Erklärung/ Lesen v. Unfallver-hütungs-vorschrift	
	3. und 4. Woche	Arbeitssicherheitsbestim-mungen und Unfallverhütungs-vorschriften kennen und anwenden können;	Vor Ort	Erklärung/ Lesen v. Unfallver-hütungs-vorschrift	
	5. Woche	Berichteblatt korrekt führen können; Grundregeln benennen können; Fehlerquellen kennen und beseitigen können;	Einrich-tung/ vor Ort	Anleitung/ Unterstützung/ Learning-by-doing	
	5. Woche	Biografiearbeit mit Klienten und Angehörigen durchführen können;	Vor Ort	Anleitung/ Unterstützung/ Learning-by-doing	
	5. bis 8. Woche	Wiederholung und Festigung aller bisherigen Tätigkeiten	Vor Ort	Anleitung	
I. Ausbildungsjahr					
4. Einsatz					
	1. Woche	Wiederholung und Festigung aller bisherigen Tätigkeiten	Vor Ort	Learning-by-doing	1. Woche
	2. Woche	Individuelle Pflegeplanung anhand der AEDL erstellen können	Einrichtung	Learning-by-doing	

▶

Lern-feld	Zeitraum	Zu vermittelnde Kenntnisse und Fertigkeiten	Lernort	Lernmethode	Anleiter Hand-zeichen Datum
	2. Woche	Ödeme erkennen; Krankheits-bilder benennen können; Pflege-maßnahmen benennen und einleiten können; Umfangmes-sungen durchführen können; Professionelle Dokumentation benennen können	Vor Ort	Anleitung/ Learing-by-doing	
	2. Woche	Gesundheitsvorsorge beachten können und folgerichtig handeln; Klienten zu Vorsorgeuntersu-chungen beraten, motivieren und begleiten, Transport vermit-teln; Impfabstände prüfen; Zahn-ärztliche Besuche anregen;	Einrich-tung/ vor Ort	Anleitung/ Unterstützung/ Learning-by-doing	
	3. Woche	Grundbegriffe der Validation kennen und anwenden können; Umgang mit gerontopsychia-trischen Klienten sicher und fachmännisch durchführen	Einrich-tung/vor Ort	Zusehen/Anlei-tung/Learing-by-doing	
	5. bis 8. Woche	Wiederholung und Festigung aller bisherigen Tätigkeiten	Vor Ort	Anleitung	
	10. Woche	Beobachtung der Atmung; Atem-frequenz zählen und dokumen-tieren; Normwerte und Abwei-chungen kennen; Atembeobachtungen dokumen-tieren können; Atemerleich-ternde Maßnahmen kennen und anwenden können;	Vor Ort	Zeigen/ Erklären/ Theorie	

II. Ausbildungsjahr

1. Einsatz

Lern-feld	Zeitraum	Zu vermittelnde Kenntnisse und Fertigkeiten	Lernort	Lernmethode	Anleiter Hand-zeichen Datum
	1. Woche	Wiederholung und Festigung aller bisherigen Tätigkeiten	Vor Ort	Learning-by-doing	
	2. Woche	Umgang mit sterbenden Klienten; Sterbebegleitung; Umgang mit trauernden Angehörigen; Selbstschutz	Vor Ort	Anleitung/ Unterstützung/ Learning-by-doing	

▶

Lern-feld	Zeitraum	Zu vermittelnde Kenntnisse und Fertigkeiten	Lernort	Lernmethode	Anleiter Hand-zeichen Datum
	2. Woche	Arbeitsablauf organisieren können; Prioritäten setzen können; Tagesstrukturierung von **1 Klient** selbstständig organisieren und durchführen können	Vor Ort	Unterstützung/ Learning-by-doing	
	2. Woche	Individuelle Pflegeplanung anhand der AEDL erstellen können	Einrichtung	Learning-by-doing	
	3. und 4. Woche	Transfertechniken kennen und anwenden; Grundkenntnisse des Bobath-Konzepts und der Kinästhetik kennen und anwenden;	Vor Ort	Anleitung/ Learing-by-doing	
	3. und 4. Woche	Umgang mit Haushaltsgeld kennen;	Vor Ort	Zeigen/ Erklären	
	3. und 4. Woche	Inhalte der Leistungskomplexe und deren Zeitwert kennen;	Vor Ort	Handout	
	3. und 4. Woche	Wissen zu freiheitsentziehenden Maßnahmen.	Vor Ort	Zeigen/Erklären	
	6. bis 8 Woche	Wiederholung und Festigung aller bisherigen Tätigkeiten	Vor Ort	Learning-by-doing	
II. Ausbildungsjahr					
2. Einsatz					
	1. Woche	Wiederholung und Festigung aller bisherigen Tätigkeiten	Vor Ort	Learning-by-doing	
	2. Woche	Individuelle Pflegeplanung anhand der AEDL erstellen können	Einrichtung	Learning-by-doing	
	2. Woche	Arbeitsablauf organisieren können; Prioritäten setzen können; Tagesstrukturierung von **1 Klient** selbstständig organisieren und durchführen können	Vor Ort	Unterstützung/ Learning-by-doing	

Lern-feld	Zeitraum	Zu vermittelnde Kenntnisse und Fertigkeiten	Lernort	Lernmethode	Anleiter Hand-zeichen Datum
	2. Woche	Umgang mit Insulin fachmännisch durchführen können; Insulinarten kennen; Applikationsformen kennen;	Vor Ort	Zusehen/ Erklären	
	2. bis 8. Woche	Berichterstattung an den behandelnden Arzt weitergeben können; Kontakt zu Ärzten pflegen können;	Arztpraxis; vor Ort; Telefonisch	Anleitung/ Unterstützung/ Learning-by-doing	
	2. bis 8. Woche	Grundlegende Kenntnisse über Schnittstellenproblematik in der Pflege, Angehörigenarbeit, Qualitätsmanagement, Beschwerdemanagement	Einrich-tung/ vor Ort	Anleitung/ Unterstützung/ Learning-by-doing	
	2. bis 8. Woche	Umgang mit Arzneimitteln kennen und durchführen (Lagerung, Aufbewahrung); Wichtige Nebenwirkungen, von Medikamenten kennen; Indikation und Applikationsformen von Schmerzmedikaton kennen;	Vor Ort	Zeigen/ Erklären/ Theorie	
	3. und 4. Woche	Sterilen Verbandswechsel durchführen können	Vor Ort	Zeigen/ Erklären	
	3. und 4. Woche	Verantwortungsvoller Umgang mit Medikamenten; Kennen und Anwenden der 5-R-Regel; Überprüfung von Verfallsdaten;	Vor Ort	Zeigen/ Erklären	
	3. und 4. Woche	Septischen Verbandswechsel professionell durchführen können; Wunddokumentation anlegen und durchführen können	Vor Ort	Zeigen/ Erklären	
	3. und 4. Woche	Umgang mit onkologischen Klienten;	Vor Ort	Zeigen/ Erklären	
	3. und 4. Woche	Umgang mit Klienten mit MRSA;	Vor Ort	Zeigen/ Erklären	
	3. und 4. Woche	Umgang mit immunsuppremierten Klienten;	Vor Ort	Zeigen/ Erklären	

▶

Lern-feld	Zeitraum	Zu vermittelnde Kenntnisse und Fertigkeiten	Lernort	Lernmethode	Anleiter Hand-zeichen Datum
	3. bis 8. Woche	Kennen und durchführen können von Alternativen Pflegemethoden, z.B. Waden-wickel, Krautwickeln, Wärme- und Kälteanwendungen. Anwen-dungsgebiete für Naturkräutertees oder- bäder.	Vor Ort	Zeigen/ Erklären/Lear-ning-by-doing	
	6. bis 8 Woche	Wiederholung und Festigung aller bisherigen Tätigkeiten	Vor Ort	Learning-by-doing	
II. Ausbildungsjahr					
3. Einsatz (wegen Fremdeinsätze keine weiteren Einsätze im zweiten Ausbildungsjahr)					
	1. Woche	Wiederholung und Festigung aller bisherigen Tätigkeiten	Vor Ort	Learning-by-doing	
	2. Woche	Individuelle Pflegeplanung anhand der AEDL erstellen können	Einrichtung	Learning-by-doing	
	2. Woche	Arbeitsablauf organisieren können; Prioritäten setzen können; Tagesstrukturierung von **3 Klienten** selbstständig organi-sieren und durchführen können	Vor Ort	Anleitung/ Unterstützung/ Learning-by-doing	
	2. bis 8. Woche	Umgang mit onkologischen Klienten;	Vor Ort	Anleitung/ Unterstützung/ Learning-by-doing	
	2. bis 8. Woche	Umgang mit Klienten mit MRSA;	Vor Ort	Anleitung/ Unterstützung/ Learning-by-doing	
	2. bis 8. Woche	Umgang mit immunsuppremi-erten Klienten;	Vor Ort	Anleitung/ Unterstützung/ Learning-by-doing	
	2. bis 8. Woche	Katheterisierung beim Mann vornehmen können; Indikation zur Katheterisierung kennen; Gefahren bei liegendem Blasendauerkatheter kennen;	Einrichtung	Zeigen/Erklären	

Lern-feld	Zeitraum	Zu vermittelnde Kenntnisse und Fertigkeiten	Lernort	Lernmethode	Anleiter Hand-zeichen Datum
	2. bis 8. Woche	Katheterisierung bei der Frau vornehmen können; Indikation zur Katheterisierung kennen; Gefahren bei liegendem Blasendauerkatheter kennen;	Einrichtung	Zeigen/Erklären	
	2. bis 8. Woche	Kenntnisse über HOPS, Demenzformen	Einrichtung	Zeigen/Erklären	
	2. bis 8. Woche	Umgang mit Suchtkranken kennen; Entzugssymptomatik erkennen und entsprechen handeln können	Einrichtung	Zeigen/ Erklären/	
	2. bis 8. Woche	Neurologische Auffälligkeiten erkennen, dokumentieren können	Vor Ort	Zeigen/ Erklären/ Theorie	
	2. bis 8. Woche	Kennen und durchführen können von Alternativen Pflegemethoden, z.B. Waden-wickel, Krautwickeln, Wärme- und Kälteanwendungen. Anwen-dungsgebiete für Naturkräuter-tees oder -bäder.	Vor Ort	Learning-by-doing	
	2. bis 8. Woche	Kennen von Essstörungen, Umgang mit essgestörten Klienten; Handlungsmaßnahmen kennen, dokumentieren und durchführen können	Vor Ort	Zeigen/ Erklären/ Theorie	
III. Ausbildungsjahr					
1. Einsatz					
	1. Woche	Wiederholung und Festigung aller bisherigen Tätigkeiten	Vor Ort	Learning-by-doing	
	2. Woche	Individuelle Pflegeplanung anhand der AEDL erstellen können	Einrichtung	Learning-by-doing	
	2. bis 8. Woche	Arbeitsablauf organisieren können; Prioritäten setzen können; Tagesstrukturierung von **3 Klienten** selbstständig organi-sieren und durchführen können	Vor Ort	Learning-by-doing	

▶

Lern-feld	Zeitraum	Zu vermittelnde Kenntnisse und Fertigkeiten	Lernort	Lernmethode	Anleiter Hand-zeichen Datum
	2. bis 8. Woche	Sterilen Verbandswechsel durch-führen können	Vor Ort	Anleitung/ Learing-by-doing	
	2. bis 8. Woche	Verantwortungsvoller Umgang mit Medikamenten; Kennen und Anwenden der 5-R-Regel; Über-prüfung von Verfallsdaten;	Vor Ort	Anleitung/ Learing-by-doing	
	2. bis 8. Woche	Septischen Verbandswechsel professionell durchführen können; Wunddokumentation anlegen und durchführen können	Vor Ort	Anleitung/ Learing-by-doing	
	2. bis 8. Woche	Dekubituswundbehandllung durchführen können; Kontra-indizierte Maßnahmen erkennen und verhindern können	Vor Ort	Anleitung/ Learing-by-doing	
	2. Woche	Individuelle Pflegeplanung anhand der AEDL erstellen können	Einrichtung	Learning-by-doing	
	2. bis 8. Woche	Umgang mit onkologischen Klienten;	Vor Ort	Learning-by-doing	
	2. bis 8. Woche	Umgang mit Klienten mit MRSA;	Vor Ort	Learning-by-doing	
	2. bis 8. Woche	Umgang mit immunsuppremi-erten Klienten;	Vor Ort	Learning-by-doing	
	2. bis 8. Woche	Absaugen tracheal, oral und nasal; Bedarf erkennen, sicheres durchführen und hygienisches Arbeiten	Vor Ort	Anleitung/ Unterstützung/ Learning-by-doing	
	2. bis 8. Woche	Verabreichung und Aufbewah-rung vom Augenmedikation kennen und sicher anwenden	Vor Ort	Zeigen/ Erklären/ Theorie	
III. Ausbildungsjahr					
2. Einsatz					
	1. Woche	Wiederholung und Festigung aller bisherigen Tätigkeiten	Vor Ort	Learning-by-doing	

Lern-feld	Zeitraum	Zu vermittelnde Kenntnisse und Fertigkeiten	Lernort	Lernmethode	Anleiter Hand-zeichen Datum
	2. Woche	Individuelle Pflegeplanung anhand der AEDL erstellen können	Einrichtung	Learning-by-doing	
	2. bis 8. Woche	Arbeitsablauf organisieren können; Prioritäten setzen können; Tagesstrukturierung von **3 Klienten** selbstständig organi-sieren und durchführen können	Vor Ort	Learning-by-doing	
	2. bis 8. Woche	Anleiten von Auszubildenden;	Einrich-tung/ vor Ort	Anleitung/ Unterstützung/ Learning-by-doing	
	2. bis 8. Woche	Umgang mit Betäubungsmitteln kennen und nach Vorschrift ausüben; Nebenwirkungen kennen;	Einrich-tung/ vor Ort	Anleitung/ Unterstützung/ Learning-by-doing	
	2. bis 8. Woche	Umgang mit Klienten mit chro-nischen Schmerzen; Schmerz-medikation kennen; Schmerzer-hebungsskala kennen, ausfüllen und erklären können;	Vor Ort	Anleitung/ Unterstützung/ Learning-by-doing	
	2. bis 8. Woche	Auszubildende kennt physische und psychische Veränderung bei Morbus Parkinson, kann dementsprechend handeln	Einrich-tung/ vor Ort	Theorie/ Handout	
	2. bis 8. Woche	Kenntnisse über physische und psychische Veränderungen bei Alzheimer, Behandlungsformen und -ansätze kennen, pflege-rische Konzepte kennen	Einrich-tung/ vor Ort	Theorie/ Handout	
	2. bis 8. Woche	Arztbesuche durchführen können; Rezepte rechtzeitig bestellen, abholen und einlösen können;	Arztpraxis; vor Ort; Telefonisch	Anleitung/ Unterstützung/ Learning-by-doing	
	bis Ausbil-dungs-ende	Katheterisierung beim Mann vornehmen können; Indikation zur Katheterisierung kennen; Gefahren bei liegendem Blasen-verweilkatheter kennen;	Vor Ort	Learning-by-doing	

Lern-feld	Zeitraum	Zu vermittelnde Kenntnisse und Fertigkeiten	Lernort	Lernmethode	Anleiter Hand-zeichen Datum
	bis Ausbil-dungs-ende	Katheterisierung bei der Frau vornehmen können; Indikation zur Katheterisierung kennen; Gefahren bei liegendem Blasen-verweilkatheter kennen;	Vor Ort	Learning-by-doing	
	bis Ausbil-dungs-ende	Absaugen tracheal, oral und nasal; Bedarf erkennen, sicheres durchführen und hygienisches Arbeiten	Vor Ort	Anleitung/ Unterstützung/ Learning-by-doing	
		Verabreichung und Aufbewah-rung vom Augenmedikation kennen und sicher anwenden	Vor Ort	Learning-by-doing	
	45. Woche	Wissen zum Betreuungsrecht, -gesetz. Kenntnisse der Aufga-bengebiete.	Vor Ort	Zeigen/ Erklären/ Theorie	
	3. Woche	Kenntnisse zu Kontinenztraining, Maßnahmen und Durchführung	Vor Ort	Zeigen/ Erklären/ Theorie	

11.6 Interner Bewertungsbogen

Im Regelfall gibt die Ausbildungsstätte den Auszubildenden einen Bewertungsbogen mit, in dem die Ausbildungsstätte von dem Praxisanleiter ein kurzes Feedback über die Arbeitsweise des Auszubildenden erhält.

Ihre Pflegeeinrichtung sollte sich die ausgefüllten Bewertungsbögen in Kopie für eventuelle Rückfragen aufbewahren.

In Zusammenarbeit mit den Ausbildungsstätten können Sie und der Praxisanleiter jedoch auch interne Bewertungsbögen nach ihren Schwerpunkten erstellen. Anhand der Bögen ist auch die Entwicklung des Auszubildenden nachvollziehbar. Interne Bewertungsbögen können Sie auch als Ergänzung oder Grundlage für die Einarbeitungscheckliste für neu eingestellte Mitarbeiter nutzen.

11.7 Feedbackbogen für Auszubildende

Zur Verbesserung Ihrer Anleitung von Praktikanten und Auszubildenden sollten Sie das Mittel eines Feedbackbogens wählen, da im Ankreuzverfahren und bei konkreten Fragen häufig aussagefähigere Zahlen und Werte herauskommen als im persönlichen Gespräch.

Auch hier sollten Sie einmal jährlich eine Auswertung machen. Wenn es in Ihrer Pflegeeinrichtung einen Praxisanleiter gibt, so können Sie mit dessen Hilfe den Feedbackbogen erstellen, in Umlauf bringen, evaluieren und auswerten. Die Ergebnisse sollten Sie mit den Ausbildungsstätten besprechen, mindestens jedoch schriftlich mitteilen.

Überlegen Sie sich, welche Fragen für Sie (und die Auszubildenden) von Bedeutung sind:

- Hat sich der Auszubildende bei Ihnen wohlgefühlt?
- Hat der Auszubildende eine gute/kontinuierliche/lernfeldorientierte Anleitung erfahren?
- Hat der Auszubildende eine Bezugsperson gehabt?
- Gab es eine im Vorfeld benannte Stellvertretung der Bezugsperson?
- Ist die praktische Anleitung strukturiert abgelaufen?
- Konnte der Auszubildende immer Fragen stellen?
- Wurden individuelle Wünsche des Auszubildenden berücksichtig?
- Konnte der Auszubildende Vorschläge und Kritik äußern?
- Wie viel Zeit hat der Auszubildende in jedem Einsatz bei ihnen verbracht?
- Wie viel Zeit wurde täglich/wöchentlich zur Anleitung aufgewendet?
- Ist die tägliche/wöchentliche Anleitungszeit ausreichend gewesen?
- Wie viele Gespräche wurden während eines Einsatzes gemacht?
- Wie groß schätzt der Auszubildende den Lerneffekt ein? (Vorsicht: Die Meinungen können sehr auseinander gehen)
- Offener Text

Folgender Feedbackbogen ist offen gehalten, das heißt er kann auch nach internen Fortbildungen verwendet werden

Feedbackbogen

Ihre Meinung und Erfahrungen sind uns wichtig, damit wir uns weiterentwickeln und verbessern können. Bitte nehmen Sie sich kurz Zeit und kreuzen Sie Zutreffendes an.

A. Gesamteindruck
O Sehr zufrieden   O zufrieden   O weniger zufrieden   O gar nicht zufrieden

B. Dozent(in)/Praxisanleiter(in)

	stimmt genau	stimmt überwiegend	Stimmt weniger	Stimmt überhaupt nicht
Der gewünschte Lehrstoff wurde vermittelt.	❑	❑	❑	❑
Der Lehrstoff wurde interessant vermittelt. Das neue Wissen wurde so vorgetragen, dass ich es nun in der Praxis anwenden kann.	❑	❑	❑	❑
Auf meine Fragen wurde eingegangen.	❑	❑	❑	❑
Auf eigene Wünsche wurde eingegangen.	❑	❑	❑	❑

C. Rahmenbedingen

	stimmt genau	stimmt überwiegend	Stimmt weniger	Stimmt überhaupt nicht
Der Ausbildungsort war gut erreichbar.	❑	❑	❑	❑
Die Räumlichkeiten waren angemessen.	❑	❑	❑	❑
Es wurde sich für die Anleitung Zeit genommen./Der zeitliche Ablauf war angemessen.	❑	❑	❑	❑
Mit der Betreuung/Unterstützung war ich zufrieden.	❑	❑	❑	❑
Mit dem Arbeitsklima war ich zufrieden.	❑	❑	❑	❑

D. Raum für Lob, Kritik, Verbesserung usw.

Vielen Dank für Ihre Mithilfe!

12 Maßnahmen zur Qualitätsverbesserung

12.1 Marketing

Marketing ist ein riesiges, undurchschaubares Feld. Es ist aber eine Tatsache, dass Einrichtungen der Pflege heute miteinander konkurrieren. Es reicht nicht aus, nur gut seinen Job zu machen. Es ist ebenso wichtig, die Öffentlichkeit zu informieren, Kontakte zu knüpfen und sich immer wieder als gute Einrichtung, als guter Dienst, ins Gespräch zu bringen. Denn nur ein gutes Image sorgt dafür, dass die Kunden auch kommen.

»Das Ziel des Marketings ist es, die Kundenbedürfnisse zu sehen, sogar vorauszusehen und die entsprechenden Dienstleistungen anzubieten. Marketing ist die Bereitstellung von Dienstleistungen, um Kundenbedürfnisse profitabel zu befriedigen.« (Fretz 2007)

12.2 Mitarbeiterbefragung

Als erstes sollte geklärt werden, weshalb eine Mitarbeiterbefragung durchgeführt werden soll. Will die Geschäfts- oder Pflegedienstleitung einfach nur erfahren, wie es den Mitarbeitern geht, ob sie zufrieden oder unzufrieden sind, so ist der Aufwand einer Mitarbeiterbefragung zu groß.

Die Mitarbeiterbefragung kann eingesetzt werden, um
- die Identifikation der Mitarbeiter mit dem Unternehmen
- den Weiterbildungsbedarf
- Stärken und Schwächen aus Sicht der Mitarbeiter
- die Ideen/Vorschläge der Mitarbeiter
- die Akzeptanz neuer Techniken/Veränderungen
zu erfahren.

Die Mitarbeiterbefragung findet im Auftrag der Geschäfts- oder Pflegedienstleitung statt und ist für die Mitarbeiter freiwillig. Um eine möglichst hohe Rücklaufquote zu erreichen, ist es sinnvoll, die Mitarbeiter in einer Teamsitzung ca. ein bis zwei Wochen vor Verteilung der Fragebögen darüber zu informieren.

Die Fragebögen sollten mit einem Begleitschreiben an alle Mitarbeiter verteilt werden. Die Rücklauffrist soll ebenfalls, je nach Größe der Pflegeeinrichtung, unterschiedlich sein und ca. zwei Wochen betragen.

Manche Mitarbeiter verstehen eine Mitarbeiterbefragung falsch. Sie formulieren Wünsche oder Forderungen, und glauben, dass diese nun im Rahmen der Auswertung erfüllt werden (müssen). Umso wichtiger ist die Vorbereitung der Befragung. Wecken Sie keine schlafenden Hunde, sondern sagen Sie klipp und klar, worum es geht – und formulieren Sie auch den Fragebogen eindeutig.

Da man bei einer Mitarbeiterbefragung vieles falsch machen kann, sollte man sich von einem Unternehmens- oder Personalberater Hilfe suchen. Es gibt zahlreiche Firmen, die sich auf die Durchführung von Mitarbeiterbefragungen spezialisiert haben. Diese Firmen übernehmen auch die teils sehr aufwändige Analyse der Fragebögen.

12.3 Kundenbefragung

Meist finden Kundenbefragungen einmal jährlich durch Ausfüllen eines Fragebogens statt. Jedoch bei wechselnden Klientel wie z. B. im Krankenhaus und der Kurzzeitpflege gehen ihrer Pflegeeinrichtung viele Stimmungen und Meinungen verloren.

Sie können jedoch auch im Rahmen der Pflegevisiten ihre Kunden zur Zufriedenheit befragen oder in regelmäßig ausgehändigten Fragebögen, z. B. bei der Aufnahme bzw. Entlassung der Klienten.

Gerade in der Langzeitpflege z. B. im Pflegeheim oder in der ambulanten Pflege können Sie den Fragebogen so gestalten, dass auch die Angehörigen befragt werden. Achten Sie jedoch darauf, dass der Fragebogen nicht zu sehr in die Länge wächst.

Sie sollten die Kundenbefragung anonym gestalten bzw. den Auszufüllenden die Möglichkeit geben, den Namen zu notieren. Das bedeutet auch, dass das ausgefüllte Formular nicht direkt an die nächste Pflegekraft gegeben werden muss, sondern in einem dafür vorgesehenen »Briefkasten« eingeworfen wird.

Beim Layout des Fragebogens sollten Sie darauf achten, dass Sie eine Schriftart und -größe wählen, die gut lesbar ist und übersichtlich wirkt.

Wählen Sie entweder ein Ankreuz-Verfahren mit Kästchen. Das Verfahren »stimme zu«, »stimme eher zu«, »stimme eher nicht zu«, »stimme gar nicht zu«. Die Schulbenotung von 1 (sehr gut) bis 6 (ungenügend) erweist sich gelegentlich als wenig praktikabel.

13 Zertifizierung

Eine Zertifizierung ist nicht gesetzlich vorgeschrieben, dennoch streben viele Pflegeeinrichtungen danach. Schließlich ist so eine Zertifizierung ein Gütesiegel und damit auch ein Wettbewerbsvorteil. Zugleich gibt es der Einrichtung die Sicherheit, dass sie mit ihren Bemühungen um Qualität auf dem richtigen Weg ist. Auch Klienten oder deren Angehörige achten vermehrt auf eine Zertifizierung bei der Auswahl der Pflegeeinrichtung.

13.1 Einige Zertifizierungsverfahren

EFQM Gegründet 1998 in Brüssel. Nach deren Kriterien wird einmal jährlich der Ludwig-Ehrhardt-Preis verliehen. Zurzeit sind mehr als 600 Organisationen aus diversen Branchen Mitglied der EFQM.

*»Die EFQM hat dazu in Zusammenarbeit mit ihren Partnern das **EFQM-Modell für Excellence**, ein aus neun Kriterien bestehendes Managementmodell, entwickelt.*

Es wird herangezogen, um den Reifegrad einer Organisation zu beurteilen, ihre Verbesserungspotenziale herauszufiltern, zielgerichtet an kontinuierlicher Verbesserung zu arbeiten und sich mit anderen Organisationen zu vergleichen (Benchmarking).« (www.deutsche-efqm.de)

ISO 9001 *»Das Deutsche Institut für Normung e. V. (DIN) ist seit 1951 Mitglied der ISO für die Bundesrepublik Deutschland« (www.wikipedia.de)*

Legt die Anforderungen an ein Qualitätsmanagementsystem fest und kann Basis für ein umfassendes Qualitätsmanagementsystem sein.

KTQ Seit 2002 dient KTQ zur Bewertung des Qualitätsmanagements von Krankenhäusern. Gegenwärtig werden 72 Kriterien abgefragt, die sich in die Kategorien
- Patientenorientierung,
- Mitarbeiterorientierung,
- Sicherheit im Krankenhaus,
- Informationswesen,
- Krankenhausführung und
- Qualitätsmanagement
unterteilen. Das Krankenhaus wird hierarchieübergreifend bewertet.

Ziel der KTQ ist die Verbesserung und Optimierung von Prozessen und Ergebnissen innerhalb der Patientenversorgung.

Die KTQ ist ein freiwilliges Verfahren, welches mittlerweile auch bei stationären Pflegeeinrichtungen, Rehabilitationseinrichtungen, alternativen Wohnformen, Arztpraxen und ambulanten Pflegedienste angewendet wird.

Pflege-TüV   1999 speziell für die Pflege entwickeltes Prüfsystem in Zusammenarbeit des TÜV Süddeutschland und des dpa, das 2002 dem Pflegequalitätssicherungsgesetz angepasst wurde.

13.2 Interview mit einer Auditorin

Dr. Gisela Florstedt-Borowski ist TQM-Auditorin®, EFQM-Assessorin; Sozialwissenschaftlerin, Fortbilderin, Beraterin für Qualitäts- und Organisationsentwicklung. Sie verfügt über langjährige Erfahrungen und Kenntnisse im medizintechnischen Bereich durch Tätigkeiten in einer Universitätsklinik und in freien Arzt- und Facharztpraxen, Erfahrungen als gesetzliche Betreuerin, mehrere Veröffentlichungen zu unterschiedlichen Themenfeldern.

Desweitern ist sie Inhaberin von **FLOBO – Qualitätsmanagement, Organisationsentwicklung, Fort-/Weiterbildung.**

Frage 1: Welche Definition von Qualität benutzen Sie?
Antwort: Ich orientiere mich sehr stark am Total Quality Management- Ansatz (TQM), weil nach diesem Ansatz sichergestellt werden kann, dass alle Bereiche einer Organisation gleichermaßen in die Qualitätsentwicklung einbezogen werden und entsprechende Berücksichtigung finden. Nach meiner Ansicht kann nur durch ein umfassendes Qualitätsmanagementsystem gewährleistet sein, dass die beschriebenen Prozesse einwandfrei rund laufen, dass alle MA entsprechend beteiligt sind. Das bedeutet z. B., dass die MA über den Stand des QMS informiert sein müssen, dass sie die Möglichkeit haben, durch bestimmte Instrumente (z. B. Vorschlagswesen oder Verbesserungsmanagement) ihre Ideen in die Qualitätsentwicklung einzubringen usw.
Darüber hinaus bin ich jedoch keineswegs missionarisch, sondern für mich gilt die Qualitätsphilosophie, dass ich mich bei meinen Beratungsdienstleistungen an den Wünschen meiner Kunden orientiere. Selbstverständlich empfehle ich meinen Kunden bestimmte Qualitätsinstrumente, von denen ich der Überzeugung bin, dass es sich dabei um die für sie optimalen handelt, aber es führen immer mehrere Wege nach Rom und nicht immer ist nur einer der beste.

Frage 2: Weshalb sind Sie Auditorin geworden? Wann haben Sie die Weiterbildung zur Auditorin gemacht?
Antwort: Ich bin Auditorin geworden, weil es aus beruflichen Gründen erforderlich war, die entsprechende Qualifikation nicht nur nachzuweisen, sondern auch mit dem entsprechenden Handwerkszeug ausgestattet zu sein.
Zur Zeit meiner Auditorenqualifikation war ich – wie oben bereits gesagt – als QMB der Geschäftsleitung eines großen Altenhilfeträgers tätig und habe in dieser Funktion ein Netzwerk zum Aufbau eines QMS für über 20 stationäre Altenpflegeeinrichtungen konzipiert, gesteuert und einige Jahre begleitet.
Im Rahmen dieser Tätigkeit stellte sich bald heraus, das eine Qualifikation zur Auditorin nicht nur sinnvoll, sondern auch erforderlich war. Zuvor hatte ich neben der Qualifikation zur Qualitätsbeauftragten mich noch zur EFQM-Assessorin ausbilden lassen, um mich auch **mit** diesem Qualitätsmodell vertraut zu machen. Mir war es damals wichtig, nicht nur eine Ausbildung zur internen Auditorin zu machen, sondern mich auch als Zertifizierungsauditorin qualifizieren zu lassen; diese Qualifikation habe ich seit 2000. Alle drei Jahre muss ich mich im Rahmen einer Personalzertifizierung re- zertifizieren lassen.

Nur diese Qualifikation kann auch in adäquatem Maße sicherstellen, dass ich meiner Aufgabe, Auditoren und Qualitätsbeauftragte auszubilden bzw. zu trainieren (ich qualifiziere beide Gruppen seit über 7 Jahren), auch meinen eigenen Ansprüchen gemäß sicherstellen kann.

Ursprünglich bin ich (wie viele in diesem Berufsfeld) nicht aus dem Bereich der – im Sinne der ISO oder anderer Qualiatätsmodelle – Qualitätsarbeit gekommen, sondern ich bin Sozialwissenschaftlerin und habe mich im Rahmen meines Studiums und meiner Promotion sehr der empirischen Sozialforschung verschrieben, die auch bis heute mein Steckenpferd geblieben ist. Woran das liegt? Vielleicht bin ich von Haus aus ein sehr neugieriger Mensch, auf jeden Fall macht es mir eine unglaubliche Freude, sowohl quantitative als auch qualitative Befragungen zu konzipieren, durchzuführen, auszuwerten, entsprechend zu interpretieren und zu präsentieren. Das würde an dieser Stelle jedoch entschieden zu weit führen. Auf jeden Fall kam diese Neigung mir bei der Qualifizierung zur Auditorin sicher deutlich entgegen.

Frage 3: Wie verlief ihr erstes Audit? Wie viele Audis haben Sie bis jetzt gemacht?
Antwort: Ich werde Ihnen mal berichten, wie mein erstes Zertifizierungsaudit verlief, bei dem ich als freiberufliche QMB der Geschäftsleitung eines großen Altenhilfeträgers nicht – und das betone ich explizit! – Auditorin, sondern einerseits Auditierte war, andererseits bei den diversen Auditabschnitten mitgehen wollte und auch mitgegangen bin, um den MA zur Seite zu stehen.

Die Auditorin hatte sich in einem Wohnbereich eines Altenheimes an einigen Qualitätsaufzeichnungen geradezu festgebissen und dadurch den vorher festgelegten Auditplan zeitlich nicht mehr eingehalten, denn sie sollte bereits seit langem das Audit im hauswirtschaftlichen Bereich weitergeführt haben.

Nach mehrmaligen Erinnerungen meinerseits, sich doch bitte etwas mehr am Zeitplan zu orientieren, weil die MA eigentlich schon Feierabend hätten und meiner Bitte, die Hauswirtschafts-MA doch wenigstens über die Verspätung zu informieren (was seitens der Auditorin jedoch nicht für nötig erachtet wurde, ging es sodann mit 1 ½ stündiger Verspätung in die Hauswirtschaft/Reinigung. Fünf inzwischen sehr angespannte Hauswirtschaftsmitarbeiterinnen saßen in ihrem Besprechungsraum und kneteten aufgeregt ihre Hände. Die Begrüßung (übrigens keine Entschuldigung für das Zuspätkommen) sah folgendermaßen aus; »Wissen Sie, wer ich bin?« Nachdem sie im Chor die Antwort erhalten hatte, Auditorin des Zertifizierungsunternehmens xy zu sein, kam dann die Frage: »Was ist denn eine Auditorin und was macht die?« Es bedarf sicher nicht viel Phantasie, um sich vorzustellen, dass der Auditverlauf aufgrund dieser »Begrüßung« und aufgrund der heftigen Verspätung entsprechend angespannt verlaufen ist.

Ich selbst hatte bis zu diesem Zeitpunkt bereits viele interne System- und Prozessaudits in diesem Unternehmen durchgeführt. Der Stil war ein gänzlich anderer, weil es mir stets wichtig war und ist, den MA die Angst vor Audits zu nehmen und ihnen immer wieder deutlich zu machen, dass ein Audit keine Prüfung darstellt und es unter allen Umständen nicht um die Betrachtung der Arbeitsleistung einzelner Personen geht, sondern um das Funktionieren des Systems. Innerhalb dessen arbeiten die einzelnen Funktionsbereiche im Team – jeder in seinem Bereich mit gleich wichtigen Aufgaben betraut – zusammen.

Bis heute habe ich ca. 100 Audits durchgeführt, und zwar sowohl interne System- und Prozessaudits als auch Zertifizierungsaudits sowie MDK-Checks bzw. auch Selbstbewertungen (die ja letztlich auch nichts anderes als Audits sind). Dabei gilt es zu berücksichtigen, dass Audits, die ich im Rahmen meiner Beratungstätigkeit bei meinen Kunden durchführe, als interne Audits einzustufen sind, auch wenn ich keine MA des auditierten Unternehmens bin. Dazu gehört ebenfalls, dass ich – und das hat etwas mit dem Ehrenkodex der Auditoren zu tun – in jenen Firmen, die ich beraten habe, keine Zertifzierungsaudits durchführen darf, wenn die Beratungen nicht drei Jahre oder länger zurückliegen.

Frage 4: Wie verlaufen ihre Audits jetzt? Wie gehen Sie persönlich vor?
Antwort: Meine Audits verlaufen heute nicht anders als vor einigen Jahren. Erst einmal orientiere ich mich an den formalen Vorgaben zur Auditdurchführung, d. h., dass sich die Vorgehensweise an der Auditart orientiert. Vor jeder Auditdurchführung steht der Auditauftrag (auch bei einem internen Audit muss dieser erteilt werden, und zwar von der Leitung der Organisation).

Anschließend wird die Auditdokumentation (sinnvollerweise das Qualitätsmanagementhandbuch und ein Nachweis über die Lenkung von Dokumenten und Qualitätsaufzeichnungen) gesichtet; sie wird mir also auf jeden Fall vor Durchführung des Audits vor Ort zugänglich gemacht, damit ich mir ein Bild über die schriftlichen Festlegungen und deren Vollständigkeit und Angemessenheit etc. machen kann. Inwieweit das, was sozusagen aufgeschrieben ist, auch verwirklicht, also umgesetzt ist, lässt sich selbstverständlich erst in der Auditsituation vor Ort betrachten und nicht bereits im Vorfeld. Da aber – gleich bei welchem Qualitätsmodell – bestimmte Forderungen zu erfüllen sind, lässt sich bereits im Vorfeld der Vor-Ort-Betrachtung feststellen, ob die Forderungen zumindest in den schriftlichen Festlegungen realisiert sind. Hat eine Organisation z. B. keine schriftliche Regelung für die Durchführung einer Managementbewertung erstellt und in ihr QMH gegeben, dann würde das praktische Audit erst gar nicht durchgeführt zu werden brauchen, weil eben eine der Grundvoraussetzungen nicht erfüllt wäre.

Ist anhand des QMH nachgewiesen, dass die Forderungen im Hinblick auf die schriftlichen Festlegungen erfüllt sind, dann erstelle ich einen Auditplan. Dabei achte ich darauf, dass die Organisation diesen ca. 14 Tage vor dem eigentlichen Audittermin in Händen hält, um dem Unternehmen entsprechend Zeit für Planung und Organisation zur Verfügung zu stellen. Dieser Auditplan enthält u. a.
- das Ziel des Audits,
- die zeitliche und inhaltliche Festlegung des Audits,
- die Auditart (z. B. System-, Prozess-, Bereichsaudit) und die entsprechende Auditnummer,
- die auditierten Personen bzw. die jeweiligen Ansprechpartner (wobei es bisweilen in einer großen Organisation durchaus reicht, die Funktionen statt der Namen zu nennen),
- die erforderlichen Nachweisdokumente bzw. Qualitätsaufzeichnungen,
- den Bezug zur ISO bzw. zu einem anderen Qualitätsmodell,
- den Verteiler
- sowie die Namen der Auditoren und deren Funktionen (Leitender Auditor, Auditor).
Der Auditplan muss von der auditierten Organisation genehmigt werden, sonst gilt er nicht als anerkannt.

So, und wenn nun der Tag des Audits herangekommen ist, führe ich grundsätzlich ein Eingangsgespräch, an dem die Leitung(-en) und der/die QMB auf jeden Fall teilnehmen sollten. Im Rahmen dieses Gespräches können z. B. noch Terminverschiebungen, die von der auditierten Organisation aus unterschiedlichen Gründen gewünscht werden, abgesprochen und im Auditplan entsprechend geändert werden. Hier erläutere ich auch noch einmal die Ziele des Audits und versuche vor allen Dingen auch, eine entspannte Atmosphäre, die für den weiteren Auditverlauf unerlässlich ist, herzustellen.

Die Auditdurchführung erfolgt bei mir grundsätzlich am jeweiligen Arbeitsplatz der Auditierten und nicht am Schreibtisch in irgendeinem mir zugeteilten Büros. Hintergrund ist, dass diese Form des Audits den Auditierten ein Stück Sicherheit in ihrer eigenen Umgebung gibt. Zudem kann ich bei dieser Gelegenheit Beobachtungen anstellen, die zwar nicht unmittelbar Auditgegenstand sind, mir jedoch die Möglichkeit zu einem umfassenden Bild über die Arbeitsstrukturen und -abläufe geben.

Nach Beendigung des Audits erfolgt ein Abschlussgespräch, in dem ich die wichtigsten Auditergebnisse darlege und den Gesprächspartnern mitteile, dass ich halt im Nachgang zum Audit nunmehr einen Auditbericht und einen Maßnahmenplan erstellen werde. Letzterer ist von der ISO übrigens nicht gefordert, aber ich habe die Erfahrung gemacht, dass er für die Auditierten sehr hilfreich ist, weil sie sich mit der Bearbeitung ihrer Verbesserungsmaßnahmen an ihm orientieren und alles bereits erledigte abhaken bzw. gegenzeichnen können. Am Abschlussgespräch sollten übrigens wieder die Leitung(-en) und der/die QMB teilnehmen. Letztere ist ja als Beauftragte der Leitung auch für die Umsetzung der QM-Forderungen verantwortlich.

Mit der Erstellung und Versendung von Auditbericht und Auditmaßnahmenplan ist meine Aufgabe als Auditorin erledigt; alles weitere liegt in den Händen der jeweiligen Einrichtung.

Neben den formalen Vorgaben orientiere ich mich bei einem Audit allerdings auch noch an anderen Kriterien. Ich sagte es bereits: besonders wichtig ist mir eine positive Atmosphäre im Audit und ich habe bislang nur einmal in meiner Funktion als Auditorin erlebt, dass diese nicht herzustellen war; das ist immerhin ein erfreulich geringer Prozentsatz. Ansonsten erlebe ich meist, dass die Auditierten zu Beginn des Audits bisweilen etwas gehemmt sind (besonders, wenn es sich um ein erstes Audit handelt), nicht genau wissen, wie sie sich nun verhalten sollen und was so auf sie zukommt. Bereits nach wenigen Minuten gibt sich das jedoch und dann, und wirklich erst dann, entwickeln sich interessante Gespräche, die für den Auditverlauf wichtig sind.

Ich habe bewusst das Wort »Gespräche« benutzt, weil hier ein weiteres wichtiges Kriterium für mich liegt: Ein Audit sollte immer im Rahmen eines Gespräches auf gleicher Augenhöhe stattfinden und niemals in einem Frage-Antwort-Spiel münden! Das wäre für beide Seiten eine außerordentlich unbefriedigende Situation, die auch dem Ziel eines Audits entschieden zuwiderläuft. Zudem betrachte ich mich in jeder Auditsituation auch als Lernende; tatsächlich kann ich aus vielen Auditsituationen auch für mich wertvolle Erfahrungen mitnehmen.

Noch etwas ist wichtig: keine Suggestivfragen stellen (sind Sie mit mir nicht auch einer Meinung, dass ...?)! Überhaupt wird in einer Auditsituation nicht bewertet, sondern betrachtet und aus den Betrachtungen wird abgeleitet, ob die vorgefundene Situation sich mit den Forderungen der Qualitätsnorm und den schriftlichen Festlegungen der Organisation deckt.

Frage 5: Was war ihr schönstes Audit oder wie stellen Sie es sich vor?
Antwort: Ich weiß nicht, ob Audits nun »schön« sind, interessant und spannend sind sie allemal. Ob ein Audit gut und auch für die Auditierten wertschöpfend verläuft, hängt zu einem ganz großen Teil an den Auditoren und ihrer Fähigkeit, eine entspannte (vgl. Ihre Frage 3) Gesprächsatmosphäre herzustellen, und: nach Möglichkeit sollten sowohl die zeitlichen und inhaltlichen Festlegungen im Auditplan auch eingehalten werden.

Audits, die bei mir eine große Zufriedenheit hinterlassen, sind jene, bei denen mir die Auditierten während des Abschlussgespräches (gern aber auch mal zwischendurch) sagen, das sie die Atmosphäre als angenehm empfunden und vor allen Dingen auch viele wertvolle Tipps für die Weiterentwicklung ihres QMS erhalten haben. Noch befriedigender ist es, wenn ich die Erfahrung machen kann, dass meine Anregungen auch aufgenommen und umgesetzt werden und darüber hinaus einen Beitrag zur Verbesserung des QMS leisten. Das jedoch erfahre ich lediglich dann, wenn ich im Folgejahr in derselben Organisation wieder ein Audit durchführe, denn die Umsetzung der Auditergebnisse obliegt nicht den Auditoren, sondern den Auditierten.

Wie oben bereits erwähnt, sind Audits keine Prüfungen, sondern sie sollen das QMS eines Unternehmens betrachten und Verbesserungspotentiale finden. In diesem Sinne verstehe ich auch die Auditdurchführung und sehe mich in meiner Funktion als Auditorin immer auch als eine Art »Verbesserungsberaterin«; nur dann kann auch ein Audit letztlich wertschöpfend für die auditierte Organisation sein.

An dieser Stelle muss allerdings eine Unterscheidung zwischen einem Zertifizierungs- und einem internen Audit getroffen werden: Während eines Zertifizierungsaudits darf ich die auditierte Einrichtung nicht beraten, gleichwohl tut es sicher niemandem weh, wenn man auch hier mal den einen oder anderen kleinen Tipp gibt.

Frage 6: Weshalb ist Qualitätsmanagement wichtig?
Antwort: Hier sind die Gründe sehr vielfältig. Zum einen dient ein Qualitätsmanagement dazu, die Abläufe in einer Organisation deutlich zu strukturieren und zu systematisieren.

Das heißt nun nicht, dass Abläufe ohne ein QMS grundsätzlich einem gewissen System des Chaos folgen, aber ich habe in meinen Beratungsprozessen immer wieder die Erfahrung gemacht, dass die jeweiligen Organisationen gegen Ende des Implementierungsprozesses (am Anfang steht oft das Gefühl, einen Riesenberg erklimmen zu müssen und kaum ein Ende abzusehen) froh über ihre Entscheidung waren, weil sie festgestellt haben, dass der Aufwand sich in jedem Fall gelohnt hat.
- Prozessabläufe sind überschaubar, jederzeit wiederholbar und bieten dadurch Sicherheit für die MA in einer Organisation,
- die Einarbeitung neuer MA gestaltet sich in jedem Fall einfacher und wer von den MA einmal unsicher ist, hat jederzeit die Möglichkeit, nachzusehen, wie dieser oder jene Arbeitsablauf gestaltet wird,
- die Organisation hat mit der Einführung eines QMS ein wichtiges betriebswirtschaftliches Steuerungsinstrument in der Hand, das es ihr bei konsequenter Anwendung ermöglicht, deutliche Einsparpotentiale zu nutzen
- die Kundenorientierung ist deutlich in den Vordergrund gerückt. Das heißt jetzt nicht, dass Organisationen in der Zeit vor einem QMS nicht kundenorientiert gearbeitet und gedacht haben, aber eben nicht in systematisierter Form.
- Die Mitarbeiterzufriedenheit steigt deutlich bei einem konsequent umgesetzten QMS
- Wettbewerb/Konkurrenz ist deutlich gestiegen und ein QMS ist ein Instrument, um sich von anderen abzuheben.
- Begrenzte Ressourcen (Kostendruck/Kostensenkung) zwingen zunehmend, Einsparpotentiale zu finden und zu nutzen; diese Möglichkeit bietet ein QMS, auch wenn es in der Aufbauphase erst einmal »teuer« erscheint.

- Kontrollinstanzen (z. B. MDK) fordert nicht erst seit heute den Nachweis eines Qualitätsmanagementsystems. Er fordert zwar ein »internes« (also unter Ausschluss einer Zertifizierung), hat seine Forderungen jedoch deutlich an der ISO 9001 orientiert, wenngleich der Forderungskatalog nicht so umfangreich ist.

Ich nenne Ihnen mal 6 gute Gründe für ein QMS in zusammengefasster Form:
- 1. Die Lust an der Arbeit oder: wir wollen innovativ bleiben und probieren, wie es funktioniert
- 2. Der Altenhilfemarkt oder: wir wollen attraktiv bleiben und uns behaupten
- 3. Die Kunden oder: wir wollen Wünsche erfüllen, damit unsere Kunden sich wohl fühlen
- 4. Die Ressourcen oder: wir wollen auch mit wenig viel bewirken können
- 5. Der Träger oder: wir sitzen im gleichen Boot
- 6. Das Zertifikat oder: wir wollen unsere Leistungsfähigkeit extern überprüfen lassen

Frage 7: Weshalb sollten sich Ihrer Meinung nach Pflegeeinrichtungen einer Zertifizierung unterziehen?
Antwort: siehe oben bei Frage 6; darüber hinaus signalisiert eine Zertifizierung nach außen für (potenzielle) Kunden das Bemühen um eine in jeder Hinsicht qualitativ hochwertige Dienstleistungserbringung.

Frage 8: Welche Eigenschaften muss ein guter Auditor haben?
Antwort: Ein guter Auditor/eine gute Auditorin muss mehrere formale Qualifikationen haben, aber auch bestimmte Schlüsselqualifikationen (sog. Soft Skills) mitbringen. Dafür gibt es die DIN EN ISO 19011: Anforderungen an die Schulbildung, des Weiteren muss eine entsprechende Schulung sichergestellt sein und darüber hinaus wird Berufserfahrung verlangt.

Hinzu kommen bestimmte persönliche Eigenschaften, die gefordert werden. Zu diesen gehören u. a.
- Persönliche Reife
- Gesundes Urteilsvermögen
- Analytische Fähigkeiten
- Realistisches Erfassen von Situationen
- Komplexe Vorgänge umfassend erkennen.

Darüber hinaus wird noch die Befolgung einer Vielzahl von Regeln verlangt, die an dieser Stelle aufzulisten deutlich zu weit gehen würde. Vielleicht nur soviel: haben Sie einmal von der Bezeichnung »eierlegende Wollmilchsau« gehört?

Aber keine Angst: ich will Ihre Leser/-innen keinesfalls erschrecken, ganz soo schlimm ist es nun auch wieder nicht. Allerdings: die o. g. Eigenschaften sollten schon vorhanden sein.

Frage 9: Wem würden Sie abraten, Auditor zu werden?
Antwort: Nun, die Beantwortung ergibt sich eigentlich fast automatisch aus den genannten Eigenschaften, die sich auf Ihre Frage 8 beziehen. Deshalb in Kürze: wer die erforderlichen fachlichen Qualifikationen nicht nachweisen kann, dem sei deutlich abgeraten. Vor allen Dingen sollte jemand nicht als Auditor arbeiten, der sich nicht gern auf andere (manchmal auch nicht ganz einfache) Menschen einlässt. Wer mit seiner eigenen, persönlichen Meinung nicht

hinter dem Berg halten kann, (die ist nämlich nicht gefragt!), sollte sich auch sehr genau überlegen, ob er einmal als Auditor fungieren möchte.

Vielen Dank für die Beantwortung der Fragen!

Gern! Und Ihnen viel Erfolg bei Ihrem Buchprojekt. Ich wünsche allen Ihren Leser-/innen, dass Ihnen mit Ihrem Buch wichtige Hinweise und Tipps auf dem Weg ihrer Qualitätsentwicklung mitgegeben werden.

14 Aus dem Alltag eines Qualitätsbeauftragten

14.1 Die neun Gebote

1. Lassen Sie sich klare Aufträge von Ihren Vorgesetzen geben.
2. Fragen Sie solange nach, bis Sie alles bis ins kleinste Detail kennen.
3. Lassen Sie sich von verschiedenen Mitarbeitern bestimmte Abläufe erklären.
4. Holen Sie sich Rat und Hilfe bei langjährigen Mitarbeitern und/oder Vorgesetzen.
5. Seien Sie kein Einzelkämpfer!
6. Lassen Sie sich genug Zeit, um Arbeitsabläufe, Rituale und Gewohnheiten kennen zu lernen.
7. Lassen Sie sich erklären, wieso bestimmte Dinge so gemacht werden, wie sie gemacht werden.
8. Pflegen Sie ein gutes Verhältnis zur Pflegedienstleitung und Geschäftsführung.
9. Setzen Sie sich für regelmäßige Besprechungen ein oder suchen Sie sich eine andere Art der regelmäßigen Kommunikation untereinander.

14.2 Tipps und Tricks

- Verändern Sie nicht alles von heute auf morgen.
- Nehmen Sie sich nicht zu viel für einen Tag vor.
- Machen Sie sich eine »To-Do«-Liste (Aufgabenliste), die Sie Punkt für Punkt abarbeiten. Erledigte Aufgaben streichen Sie. Neu dazu gekommene Aufgaben ergänzen Sie.
- Schreiben Sie jeden Tag eine neue Liste (am besten kurz vor Feierabend) mit den Übertragungen aus der vorherigen Liste.
- Arbeiten Sie strukturiert und systematisch.
- Gehen Sie mit gutem Beispiel voran.
- Lassen Sie sich nicht zu schnellen, unüberlegten Aussagen verleiten.
- Geben Sie sich die Zeit, über Fragen nachzudenken.
- Sagen Sie auch mal Nein.
- Halten Sie sich an das, was Sie sagen und versprechen.
- Geben Sie Fehler zu, wenn Sie sich geirrt haben.
- Setzen Sie (sich) Prioritäten.
- Reglementieren Sie nicht alles.
- Hüten Sie sich selbst, Ihre Kollegen und die Mitarbeiter davor, die Zahlen, die sich aus Auswertungen ergeben, zu interpretieren.
- Halten Sie bei der Vorstellung von eigenen Entwicklungen für jeden Teilnehmer eine Kopie bereit. Auch wenn Sie vorab Kopien oder als Anhang einer E-Mail an alle senden, sollten Sie Kopien dabei haben.
- Verteilen Sie Aufgaben an Mitarbeiter und Kollegen. Kontrollieren Sie jedoch, indem Sie gezielt nachfragen, ob die übertragenen Aufgaben auch durchgeführt worden sind.

14.3 Von der Pflege ins Büro

»Es ist gefährlich, einen extrem fleißigen Bürokollegen einzustellen,
weil die anderen Mitarbeiter ihm dann dauernd zuschauen.« (Henry Ford)

Wenn Sie bis jetzt immer direkt an den Klienten gepflegt haben, werden Sie sich umstellen müssen, was den »Stress« angeht. Den gibt's nämlich am Schreibtisch auch. Der körperliche Einsatz hält sich vielleicht in Grenzen, aber das lange Sitzen am Schreibtisch, das konzentrierte Starren auf den PC und der eventuell neu zu lernende Umgang mit Kopierer und Fax, dazu das häufige Klingeln des Telefons stellen eine andere Art von Stress dar.

Achten Sie darauf, dass Sie eventuell durch das vermehrte Sitzen und die reduzierte körperliche Bewegung bzw. Anstrengung an Gewicht zunehmen können oder sich ihre Verdauung verändern kann. Wenn Sie im Vorfeld wissen, dass sie damit Probleme bekommen, melden Sie sich zu einem Nordic Walking- oder Fitnesskurs an.

In den meisten Besprechungen gibt es Kekse. Verzichten Sie darauf oder setzen Sie sich ein Limit, wie viel Sie essen möchten und bringen Sie sich Obst für zwischendurch mit. Trinken Sie ausreichend während der Arbeit.

Vielleicht werden Ihnen an den ersten Tagen, wenn Sie viel am PC sitzen, die Augen wehtun. Dies kann auch noch an der Klimaanlage liegen, die die Luft austrocknet. Lüften Sie daher auch regelmäßig.

Bedenken Sie, dass Sie Ihren Tagesablauf nun selbst gestalten müssen und die Vorgaben durch den Tagesablauf auf Station oder den vorgegebenen Tourenplan entfallen. Vieles muss sich noch einspielen, geben Sie sich also Zeit.

Bei wichtigen Terminen, die Sie auf keinen Fall vergessen dürfen, können Sie die Erinnerungsfunktion in Ihrem Outlook™-Programm nutzen. Ich habe mir zu Beginn der Arbeit einen kleinen Wecker gestellt. Ist zwar seltsam, wenn während der Arbeit der Wecker klingelt, es hilft aber ungemein!

Literatur

Baureis, H. (2006): Wellness at office – 100 Tipps gegen Bürostress. Heyne.

Bergen, P. (2007): Basiswissen Krankenhaushygiene. Hannover: Brigittte Kunz.

Gerste, B.; Schwinger, A. (2004): Qualitätssiegel und Zertifikate für Pflegeeinrichtungen. In: GGW 4/2004

DNQP (2006): Expertenstandard Sturzprophylaxe in der Pflege, Entwicklung – Konsentierung-Implementierung. Osnabrück.

DNQP (2004): Expertenstandard Dekubitusprophylaxe in der Pflege, Entwicklung – Konsentierung – Implementierung. Osnabrück.

DNQP (2004): Expertenstandard Entlassungsmanagement in der Pflege, Entwicklung – Konsentierung – Implementierung. Osnabrück.

DNQP (2007): Expertenstandard Förderung der Harnkontinenz in der Pflege, Entwicklung – Konsentierung – Implementierung. Osnabrück.

Florstedt-Borowski, G. (2007): Den Pflegedienst verbessern und voranbringen. Schlüssel zum Erfolg. In: Häusliche Pflege 12/2007.

Fretz, C. (2008): Belegungsmanagement im Altenheim – der Marketingplan. Hannover: Schlütersche.

Fröse, S. (2007): 100 Tipps für ambulante Pflegekräfte. Hannover: Schlütersche.

Heering, C. (1994): Theorie und Praxis der Pflegevisite. In: Die Schwester/der Pfleger 33/5, 1994.

Heering, C. (2004): Das Pflegevisiten-Buch. Bern: Huber.

Hellmann, S.; Kundmüller, P. (2006): Pflegevisite in Theorie und Praxis für die ambulante und stationäre Pflege. Hannover: Brigitte Kunz.

Kirchberg, D. (2007): Das Medizinproduktegesetz (MPG). Hannover: Schlütersche.

Knon, D.; Groß, H.; Lobinger, W. (2005): Qualitätsmanagement in der Pflege. Wien: Hanser.

König, J. (2003): Was die PDL wissen muss. Hannover: Schlütersche.

König, J. (2005): 100 Fehler bei Stürzen im Heim. Hannover: Brigitte Kunz.

Löser, A. (2006): Evaluation – Auswertung des Pflegeprozesses. Hannover: Schlütersche.

Löser, A. (2008): Pflegeberichte endlich professionell schreiben. Hannover: Schlütersche.

Martin, E. (2007): 100 Fragen zur Ernährung kranker Menschen. Hannover: Schlütersche.

MDS (2003): Grundsatzstellungnahme Ernährung und Flüssigkeitsversorgung älterer Menschen. Essen.

MDS (2005): Grundlagen der MDK-Qualitätsprüfungen in der ambulanten Pflege. Essen.

MDS (2005a): Erhebungsbogen zur Prüfung der Qualität nach den §§ 112, 114 SGB XI in der ambulanten Pflege. Essen.

MDS (2005b): Grundsatzstellungnahme Pflegeprozess und Dokumentation – Handlungsempfehlung zur Professionalisierung und Qualitätssicherung in der Pflege. Essen.

MDS (2005c): Erhebungsbogen zur Prüfung der Qualität in der stationären Pflege. Essen.

Messer, B. (2008): Tägliche Pflegeplanung in der stationären Altenpflege. Hannover: Schlütersche.

Müller, H. (2008): Arbeitsorganisation in der Altenpflege. Hannover: Schlütersche.

Paritätischer Gesamtverband (2001): Arbeitshilfe zur Umsetzung des Pflege-Qualitätssicherungsgesetzes in der ambulanten Pflege.

Rupp, C. (2004): Informationen zur Durchfürhung externer Audits. SOPHIST GmbH.

Schmidt, S (2005).: Das QM-Handbuch: Qualitätsmanagement für die Ambulante Pflege, Heidelberg: Springer Medizin.

Schrank, S. (2004): Fragen Sie Ihren Patienten – bevor es der MDK tut. Hannover: Schlütersche

Schwermann, M. (2008): Umsetzung eines fundierten Schmerzmanagements. In: Steurer, J. (Hrsg.) 2008): Palliative Care in Pflegeheimen. Hannover: Schlütersche

Weigert, J. (2004): Der Weg zum leistungsstarken Qualitätsmanagement. Hannover: Schlütersche.

Weigert, J. (2008): 100 Tipps für die Qualitätssicherung in der stationären und ambulanten Pflege. Hannover: Brigitte Kunz.

Anhang

Internetadressen

Auf der Suche nach Informationen zu Themen, die Ihnen während der Qualitätsarbeit begegnen, können die in der folgenden Übersicht verzeichneten Internetseiten sicherlich hilfreich sein.

Internetadresse Inhalt

Allgemeine Pflege und Medizin

www.pflegewiki.de	Lexikon für Pflegende
www.pqsg.de	Lexikon für Pflegende (besonders für Altenpflege) mit Forum
www.pflegeboard.de	Forum für überwiegend beruflich Pflegende im Krankenhaus
www.Med-serv.de	Medizinische Abkürzungen
www.Konfliktfeld-pflege.de	Homepage über Mobbing in der Pflege, Pflegethemen, Arbeitsrecht, Tipps für Betriebsräte, Alten- und Krankenpflege, Gesundheitswesen
www.DBfK.de	Deutscher Bund für Krankenpflege
www.Pflegenet.com	Pflegedatenbank, Job Forum, Branchenbuch, e-zine, Kalender und vieles mehr.
www.krankenpflege-examen.de	Wissen und Hilfe beim Krankenpflege-Examen und Prüfung
www.Information-pflege.de	Informationen zu Pflegestufen, Pflegeversicherung, Pflegevisite, …
www.Wortundbild.de	Verlag der Apothekenumschau mit allen Artikeln
www.pflege-deutschland.de	Das Pflegeportal zur medizinischen Pflege und Altenpflege
www.vicentz.de	

Risikomanagement

www.bgw-online.de	Berufsgenossenschaft für Gesundheitsdienst und Wohlfahrtspflege
www.Gesuender-arbeiten.de	Arbeits- und Unfallsicherheit
www.risknet.de	Allgemeines zu Risikomanagement, Termine und Seminare
www.nadelstichverletzung.de	Präventionsmaßnahmen, um das Risiko für Nadelstichverletzungen zu reduzieren
www.Johaniter.de	Erste-Hilfe und Hausnotruf
www.drk.de	Erste-Hilfe und Hausnotruf

Altenpflege

www.Geroweb.de	Informationsportal für Senioren und Fachkräfte der Altenpflege, Krankenpflege, Gerontologie und Geriatrie.
www.altenschueler.de	Forum für Auszubildende, aber auch für Mentoren und Interessierte
www.Vision-altenpflege.de	Informationen zur Altenpflege und zur Pflegeplanung
www.Medizininfo.de	Gesundheitsportal für Verbraucher, Ärzte, Patienten, Angehörige und Heilberufler aller Gesundheitsberufe.

Krankenpflege

www.krankenschwester.de	Forum für Krankenschwestern
www.pflege-im-op.de	Operationen, Lagerungen, Praxisberichte, Instrumente, Diskussionsforum, Gästebuch
www.intensivpflege.ch	Die Schweizerische Interessengemeinschaft für Intensivpflege (IGIP) informiert über aktuelle Anliegen in der Intensivpflege

Qualität und Pflege

www.dgq.de	Homepage der Deutschen Gesellschaft für Qualität
www.DNQP.de	Deutsches Netzwerk für Qualität in der Pflege
www.wido.de	Wissenschaftliches Institut der AOK
www.qm-beraterin.de	Homepage von Flobo
www.qm-infoportal.de	Qualitätsmanagement allgemein
www.ktq.de	Homepage von KTQ
www.qm-infocenter.de	
www.quality.de	Infopool zum Thema Qualitätsmanagement mit Lexikon, Forum
www.easy-qms.de	Online-Shop für Qualitätsmanagement Vorlagen
www.benchmarking-qm.de	Startseite des Internetauftrittes des vom Bundesministerium für Gesundheit (BMG) geförderten Projektes »Benchmarking im Gesundheitswesen«
www.dan	

Aktuelles

pflegen-online.de	Nachrichten aus der Pflege, Seminarkalender uvm.
www.g-ba.de	
www.aerztezeitung.de	Aktuelle Berichte zu Krankheiten, Medikamenten, Untersuchungsmöglichkeiten
www.pflegezeitschrift.de	
www.kohlhammer.de	Pflegefachbuchverlag
www.mdk.de	Internetseite des Medizinischen der Krankenkassen

Sonstiges

www.meine-pflegeversicherung.de	»Informationsportal für Menschen die am Abschluss einer privaten Pflegezusatz-versicherung zur Ergänzung des gesetzlichen Versicherungsschutzes interessiert sind«
www.neuland.de	Verkauf und Versand von Moderationsbedarfs und -hilfsmittel
www.heiland.de	Verkauf und Versand von Praxis- und Pflegematerial
www.wikipedia.de	Allgemeines Lexikon z.B. für Definitionen
www.rhetorik-schule.de	Hinweise zur Verbesserung der Rhetorik
www.amazon.de	Fachbücher (auch gebraucht zu kaufen)
www.fachbuch-schaper.de	Online-Buchhändler, der alle Pflegefachverlage listet
www.rki.de	Seite des Robert-Koch-Instituts
www.pflegeverantwortung.de	Private Internetseite für pflegende Angehörige

Literaturhinweise

Qualitätsmanagement

- Sabine Schmidt: Das QM-Handbuch – Qualitätsmanagement für die ambulante Pflege, Springer Verlag
- Corinna Fretz. Belegungsmanagement im Altenpflegeheim – der Marketingplan, Schlütersche Verlagsgesellschaft
- Paul C. M. Baartmans, Veronika Geng: Qualität nach Maß, Verlag Hans Huber
- Gerd F. Kamiske, Jörg-Peter Brauer: Qualitätsmanagement A – Z, Hanser Verlag
- Offermann, Claus: Selbst- und Qualitätsmanagement für Pflegeberufe. Verlag Hans Huber, Bern
- Diakoniesiegel Pflege: Diakonisches Institut für Qualitätsmanagement und Forschung und EQ ZERT, Auchertwiesenweg 5, 89081 Ulm. Berlin, Ulm 2001.
- DNQP: **Expertenstandard Schmerzmanagement in der Pflege, Entwicklung – Konsentierung- Implementierung (Mai 2005)**

Pflegevisiten

- Christian Heering: Das Pflegevisiten-Buch, Verlag Hans Huber
- Stefanie Hellmann, Petra Kundmüller: Pflegevisite in Theorie und Praxis für die ambulante und stationäre Pflege, Schlütersche Verlagsgruppe,
- Marlies Ehmann: Pflegevisite in der ambulanten und stationären Altenpflege. Checklisten und Formulare für die Praxis, Urban und Fischer

Moderationstechniken

- Thorsten Schildt, Peter Kürsteiner: 100 Tipps und Tricks für Overhead- und Beamerpräsentationen, Beltz 2006
- Christian Malorny, Marc Alexander Langner: Moderationstechniken Werkzeuge für die Teamarbeit, ISBN 978-3-446-41232-3
- Bernd Weidemann: 100 Tipps und Tricks für Pinnwand und Flipchart, Beltz,
- Hedwig Kellner: Reden, Zeigen, Überzeugen – Von der Kunst der gelungenen Präsentation, 1. Auflage, September 2000, Carl Hanser Verlag, ISBN 3-446-21490-9

Pflegedokumentation

- Angela Paula Löser: Evaluation – Auswertung des Pflegeprozesses, Schlütersche Verlagsgesellschaft
- Birgitt Budnik, Reinhard Ley, Bernd Menzel: Pflegeplanung leicht gemacht – Für die Gesundheits- und Krankenpflege, Urban und Fischer
- Jutta König: 100 Fehler bei der Pflegedokumentation – und was Sie dagegen tun können, Schlütersche Verlagsgesellschaft, Hannover

Recht und Gesetze

- Heimgesetz und zugehörige Verordnungen, Vincentz Network, 2005
- Arbeitsgesetze, dvb
- Sozialgesetzbuch, dvb
- Erhebungsbogen zur Prüfung der Qualität nach den §§ 112, 114 SGB XI in der ambulanten Pflege

Hygiene

- Robert-Koch-Institut: Empfehlung zur Händehygiene
- Robert-Koch-Institut: Empfehlung zur Prävention der noskomialen Pneumonie
- Robert-Koch-Institut: Empfehlung zur Prävention und Kontrolle von Methicillin-restistenten Staphylococcus aureus-Stämmen (MRSA) in Krankenhäusern und anderen medizinischen Einrichtungen

MDK

- Jutta König: 100 Fehler bei der MDK-Begutachtung und wie Sie vermeiden können, Schlütersche Verlagsgesellschaft, Hannover
- Jutta König: MDK – mit dem Gutachter eine Sprache sprechen, Schlütersche Verlagsgesellschaft, Hannover

Sonstiges

- Sterling MacGregor: "111 Tipps für besseres Arbeitsklima". BoD, Norderstedt 2007
- Janelle Barlow, Claus Moeller: Eine Beschwerde ist ein Geschenk. Der Kunde als Consultant, Moderne Industrie; Auflage: 1 (August 2003)
- Ingrid Völkel: Praxisanleitung in der stationären und ambulanten Altenpflege
- Ruth Mamerow: Praxisanleitung in der Pflege, Springer Verlag, Berlin 2006, Verlag Urban und Fischer, 2005
- Dietmar Kern: Marketing für ambulante Pflegedienste, Vdm Verlag Dr. Müller; 2003
- Martina Hasseler, Martha Meyer: Ambulante Pflege: Neue Wege und Konzepte für die Zukunft. Professionalität erhöhen – Wettbewerbsvorteile sichern, Schluetersche Verlagsgesellschaft, 2004
- Bastian Klamke: Klamkes gepflegte Welt, Schlütersche Verlagsgesellschaft, Hannover

Register